**COPYRIGHT © 2024
ALL RIGHTS RESERVED.
NO PORTION OF THIS BOOK MAY BE REPRODUCED
IN ANY FORM WITHOUT WRITTEN PERMISSION
FROM THE PUBLISHER OR AUTHOR, EXCEPT AS
PERMITTED BY U.S. COPYRIGHT LAW.**

Contents

FOREWORD...1
CROSSWORD PUZZLE..2
SOLUTIONS..12
WORD SEARCH PUZZLE..17
SOLUTIONS..25
MAZES..29
SOLUTIONS..36
MENTAL ARITHMETIC..40
SOLUTIONS..45
SUDOKU...49
SOLUTIONS..54
COUNTY PUZZLES...59
SOLUTIONS..65
ITEM CHECKLIST...67
SOLUTIONS..72
QUIZ...74
SOLUTIONS..80
ANAGRAMS..81
SOLUTIONS..86
CATEGORIZE..87
SOLUTIONS..92
RHYMING PUZZLES...93
SOLUTIONS..98
MATH SQUARES..99
SOLUTIONS..104

Foreword

Dear Seniors,

Keeping our minds sharp as we grow older is important, and there's nothing quite as satisfying and fun as exercising our brains. The book you're holding is a valuable resource designed specifically for this purpose. It offers more than just entertainment—it's a complete tool to help improve memory, attention, and problem-solving skills through a variety of engaging puzzles and activities.

Inside these pages, you'll discover a wide range of puzzles carefully selected to challenge memory, enhance attention to detail, and boost problem-solving abilities. Each section starts with easy puzzles but gets very challenging to test even the smartest seniors. Each puzzle is presented in large print with clear layouts, making it easy to use for those who prefer or need visual aids. This thoughtful approach not only encourages active participation but also provides a sense of accomplishment with every puzzle solved.

Research from respected institutions like Mayo Clinic and the University of Southern California highlights the significant benefits of regular cognitive exercises for seniors. These activities not only help maintain cognitive function but also reduce the risk of cognitive decline. Engaging in brain-challenging activities can potentially improve memory, concentration, and overall mental sharpness, leading to a healthier and more fulfilling life.

Whether you enjoy classic puzzles like crosswords and sudoku or prefer more innovative brain teasers, each activity is designed not only for enjoyment but also to actively enhance cognitive abilities. It offers not just entertainment but also an opportunity to invest in your cognitive health, enriching your daily life with mental stimulation and the satisfaction of solving puzzles. May this book inspire you to discover new levels of mental agility and reap the rewards of a sharper mind.

Crossword Puzzle

Warm Up

YOUR TASK: SOLVE THE CROSSWORD USING THE GIVEN CLUES

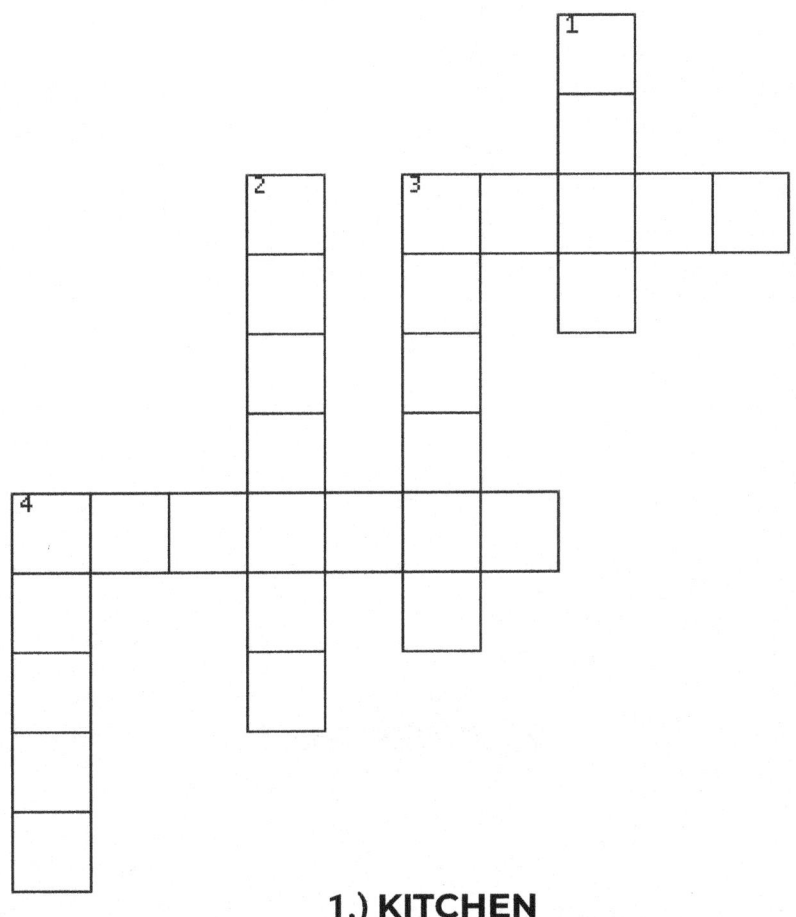

1.) KITCHEN

ACROSS

3. Used for cutting food

4. Used for flipping pancakes or burgers

DOWN

1. Used to keep food fresh in the refrigerator

2. Device for making toast

3. Container for brewing hot drinks

4. Used for stirring and eating soup

Easy

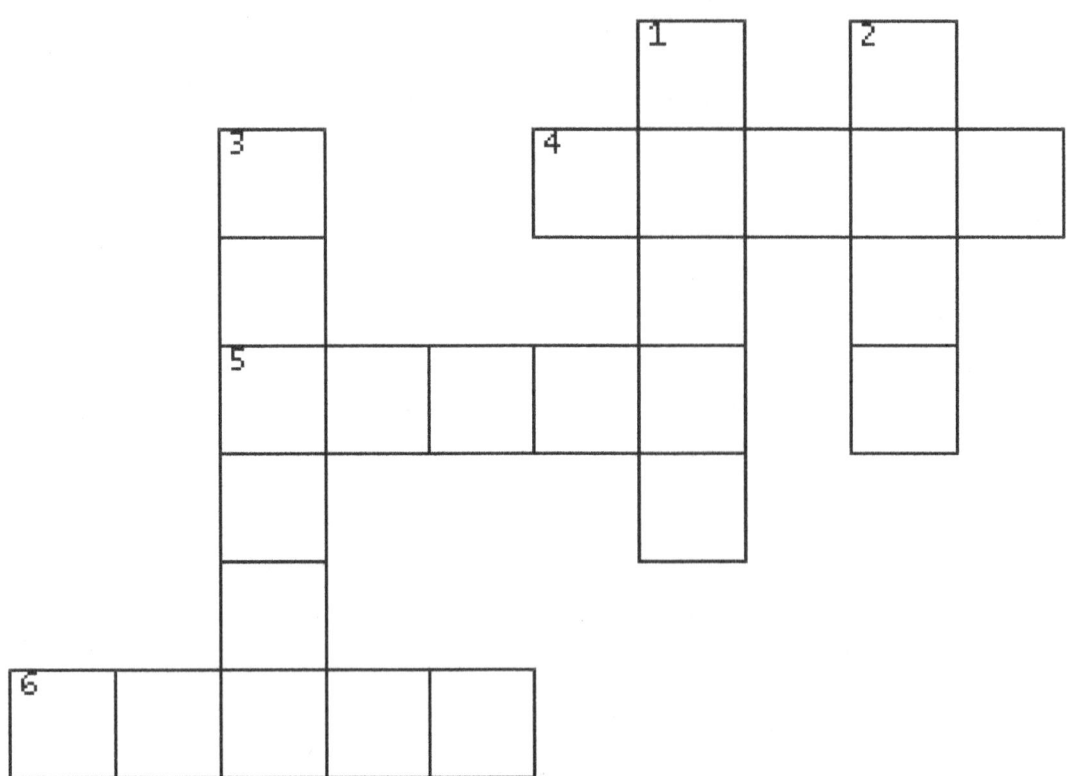

2.) UNDER THE SEA

ACROSS

4. - Predatory fish with sharp teeth.

5. - Colorful underwater structure made by tiny animals.

6. - Large flat fish related to sharks.

DOWN

1. - Large marine mammal.

2. - Small crustacean often found in shells.

3. - Spiny sea creature that moves along the ocean floor.

Medium

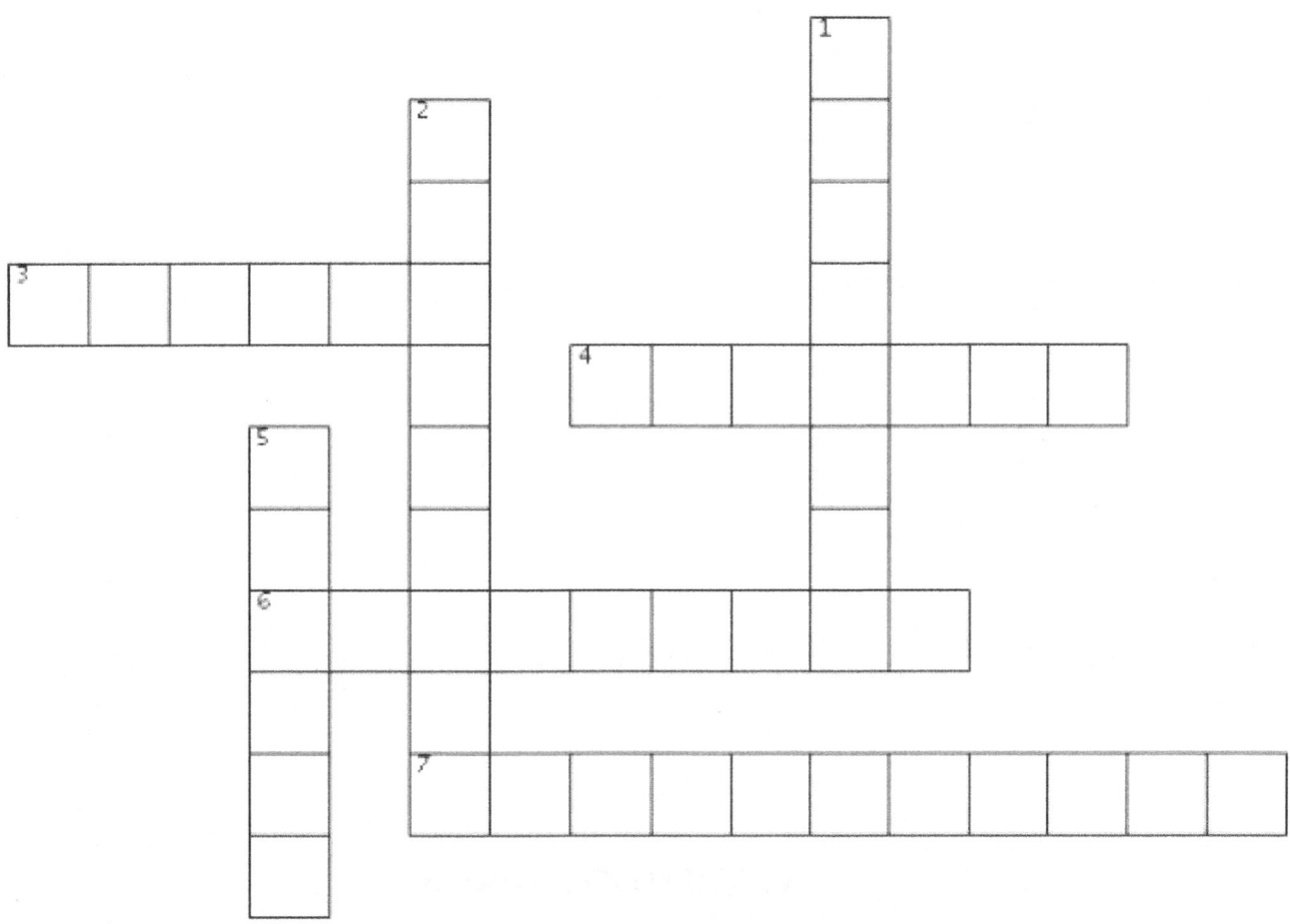

3.) FAMOUS LANDMARKS

ACROSS

3. - Famous iron tower in Paris.

4. - Ancient triangular structure in Egypt.

6. - Long fortification in China.

7. - Ancient Incan city in Peru.

DOWN

1. - White marble mausoleum in India.

2. - Ancient amphitheater in Rome.

5. - Iconic clock tower in London.

Medium

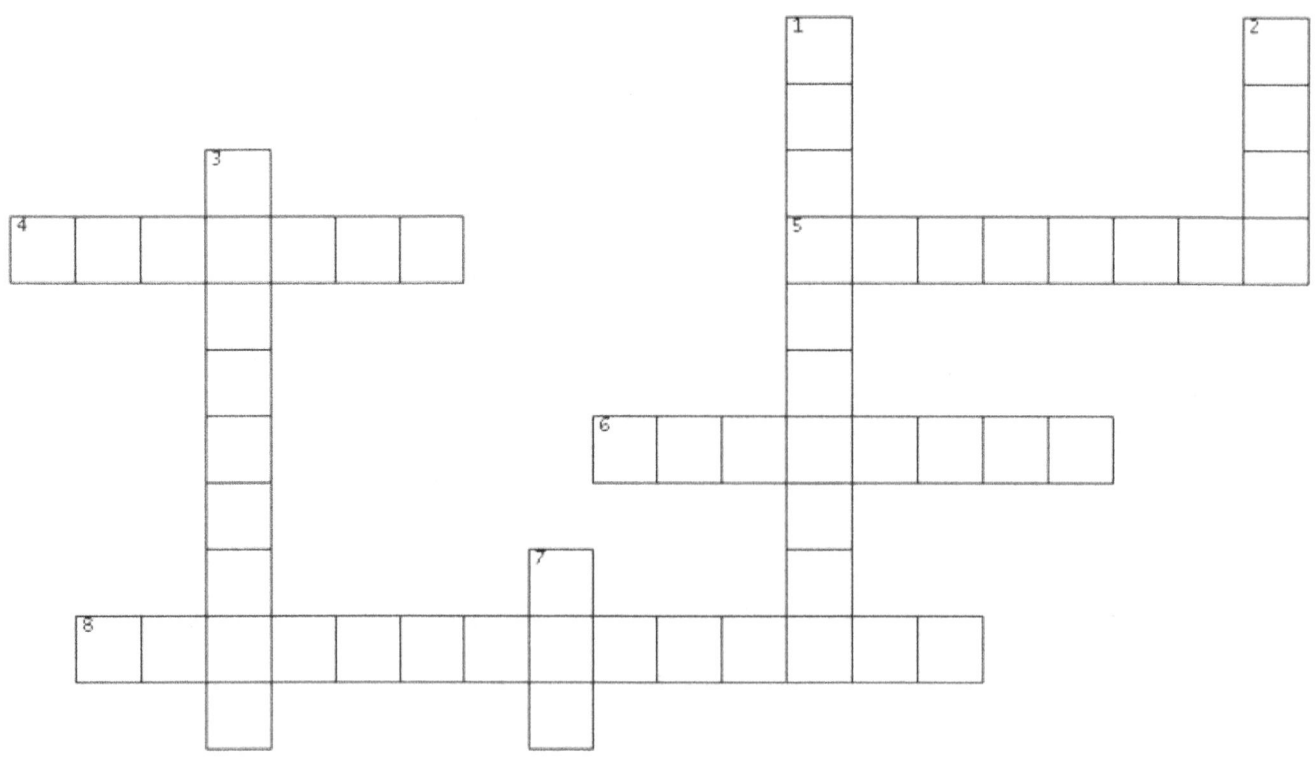

4.) SCIENTIFIC TERMS

ACROSS

4. The force that attracts a body toward the center of the earth.
5. An individual animal, plant, or single-celled life form.
6. A group of atoms bonded together.
8. The process by which green plants use sunlight to synthesize foods.

DOWN

1. - A proposed explanation for a phenomenon.
2. - The basic unit of a chemical element.
3. - The process by which different kinds of living organisms develop.
7. - The molecule that carries genetic information.

Hard

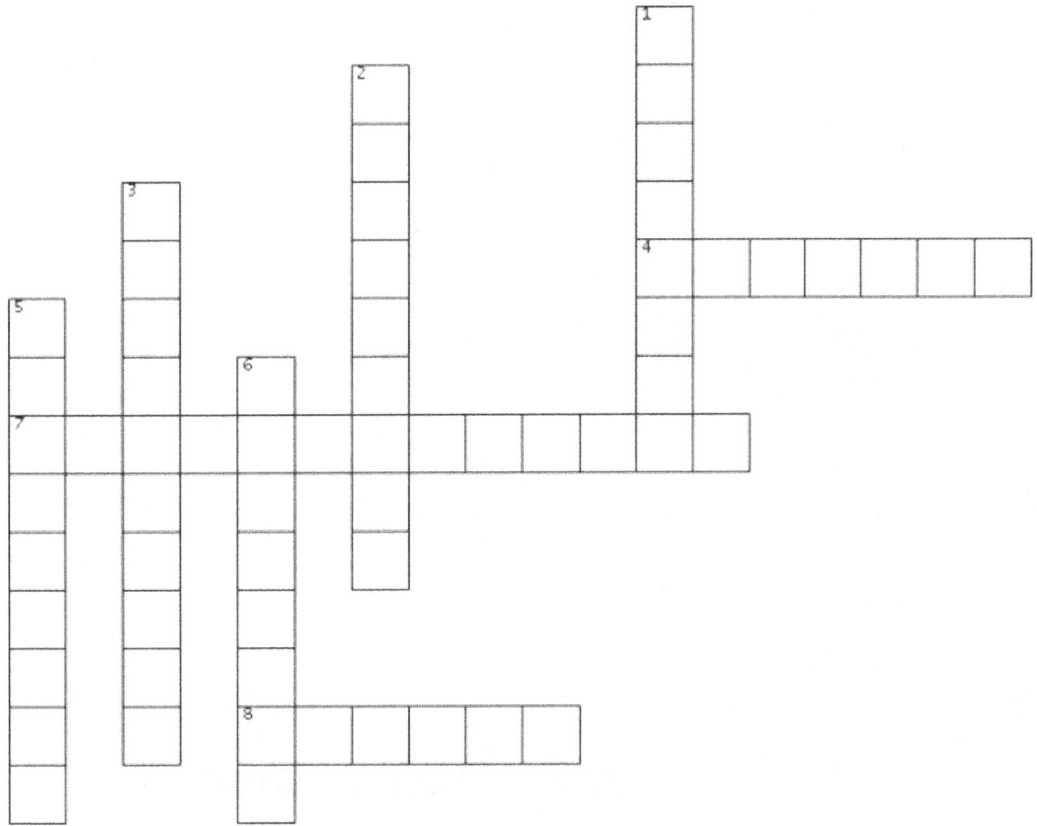

5.) ESOTERIC RELIGIONS AND BELIEFS

ACROSS
4. An ancient practice aimed at transforming base metals into gold and discovering the elixir of life.
7. A philosophy founded by Rudolf Steiner, focusing on spiritual science and human development.
8. A mystical form of Islam focusing on the inward search for God and shunning materialism.

DOWN
1. A mystical and esoteric interpretation of the Hebrew scriptures.
2. A religious philosophy seeking direct knowledge of the mysteries of the universe and the divine.
3. An ancient belief system emphasizing special knowledge and spiritual enlightenment.
5. A practice involving a practitioner reaching altered states of consciousness to interact with the spirit world.
6. An ancient Celtic religious tradition involving nature worship and rituals.

Hard

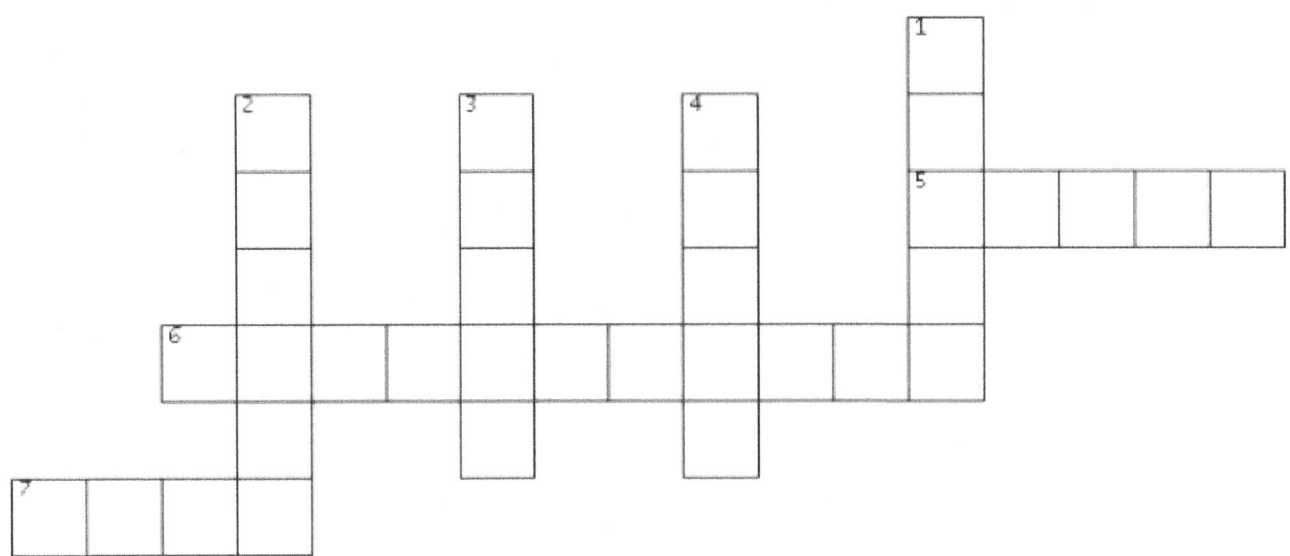

6.) ANCIENT CIVILIZATIONS

ACROSS
5. - Early South Asian civilization known for urban planning. (
6. - Cradle of civilization between the Tigris and Euphrates rivers.
7. - Known for its empire and engineering feats.

DOWN
1. - Ancient civilization with the Great Wall.
2. - Birthplace of democracy and philosophy.
3. - Home to the pyramids and pharaohs.
4. - Builders of Machu Picchu.

For Smart Seniors

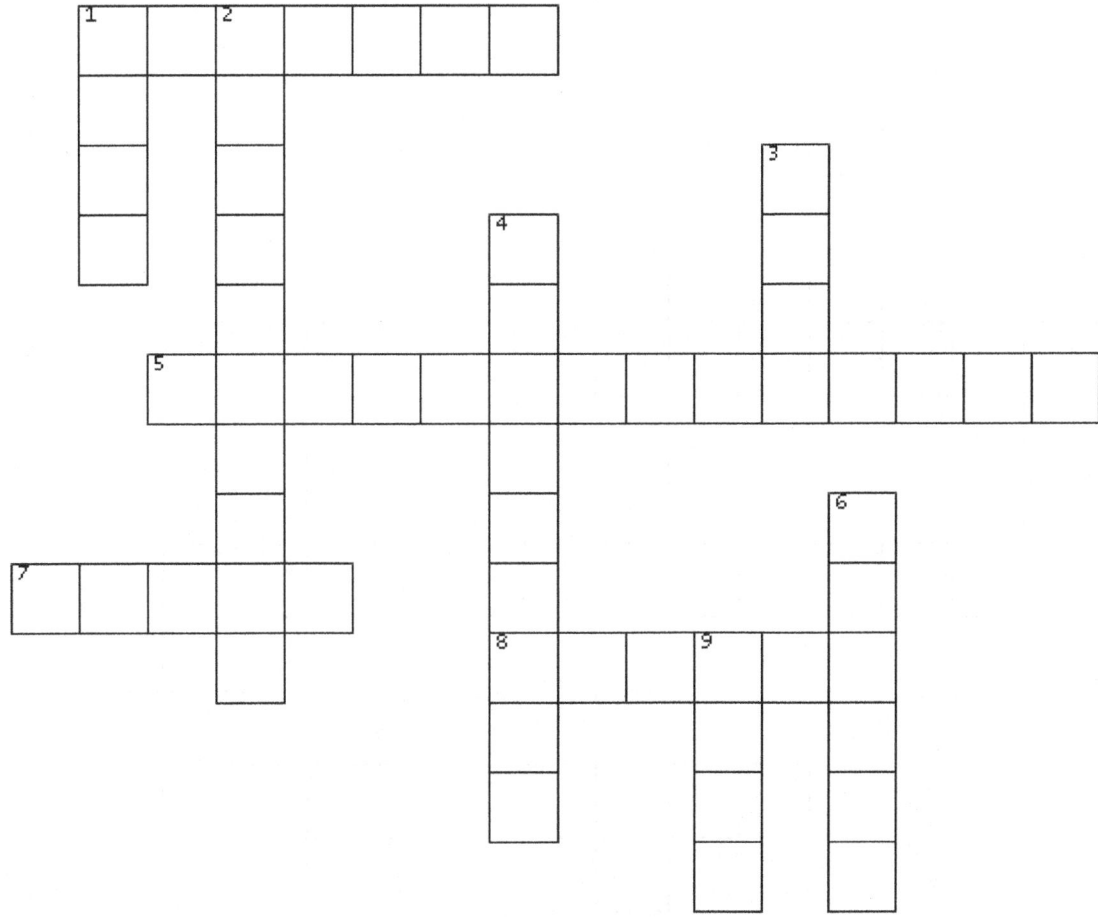

7.) HISTORICAL INVENTIONS

ACROSS
1. Inventor of the first mechanical computer
5. First powered airplane was invented by
7. The inventor of dynamite
8. The inventor of the light bulb

DOWN
1. Inventor of the telephone
2. Inventor of the World Wide Web
3. Inventor of the steam engine
4. Inventor of the printing press
6. The first vaccine was developed by
9. Inventor of the polio vaccine

For Smart Seniors

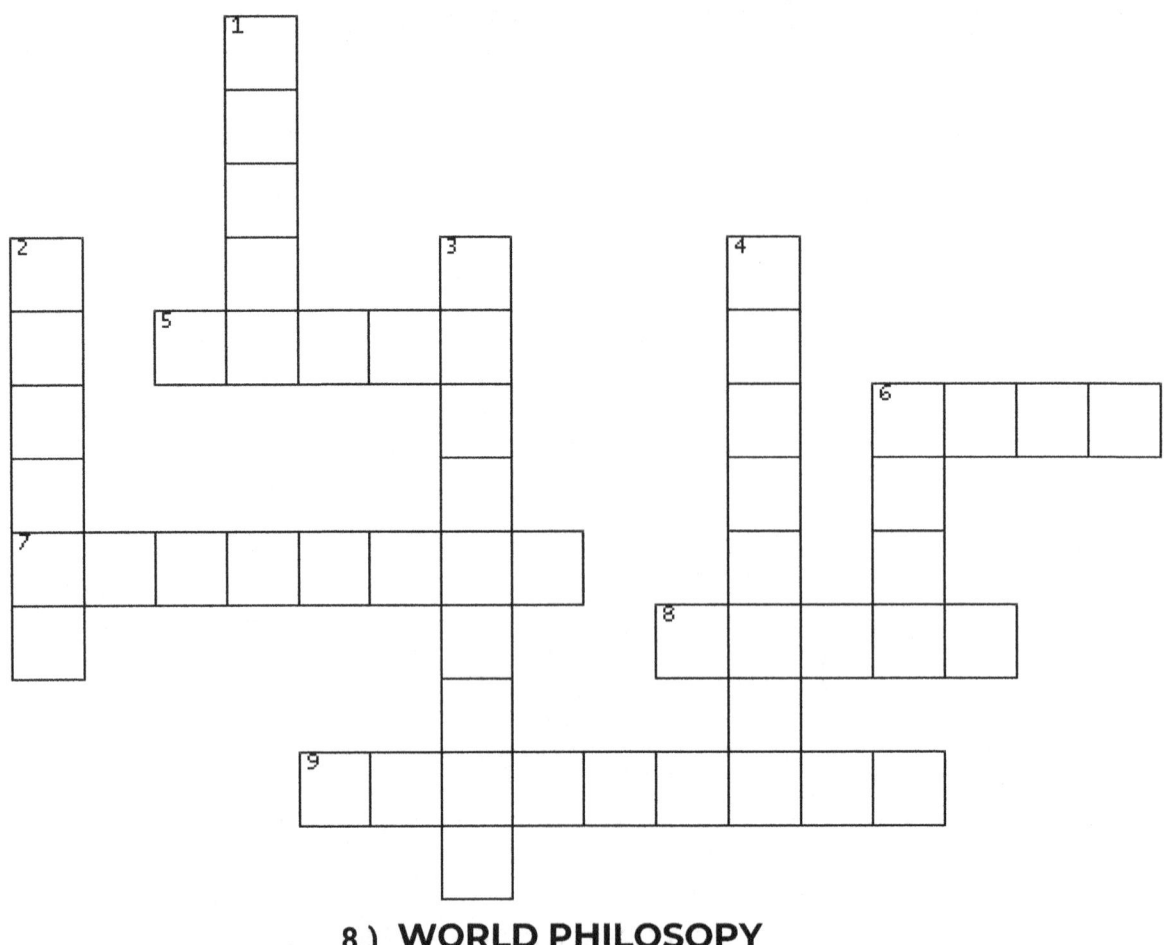

8.) **WORLD PHILOSOPY**

ACROSS
5. Concept of 'Tabula Rasa' is associated with
6. Wrote 'Critique of Pure Reason'
7. Philosopher known for the 'Social Contract'
8. Author of 'The Republic'
9. Developed the concept of 'Übermensch'

DOWN
1. The theory of forms is attributed to this philosopher
2. Existentialist author of 'Being and Nothingness'
3. Philosopher associated with 'Cogito, ergo sum'
4. The 'Allegory of the Cave' appears in this work
6. Philosopher who developed the 'Categorical Imperative'

For Smart Seniors

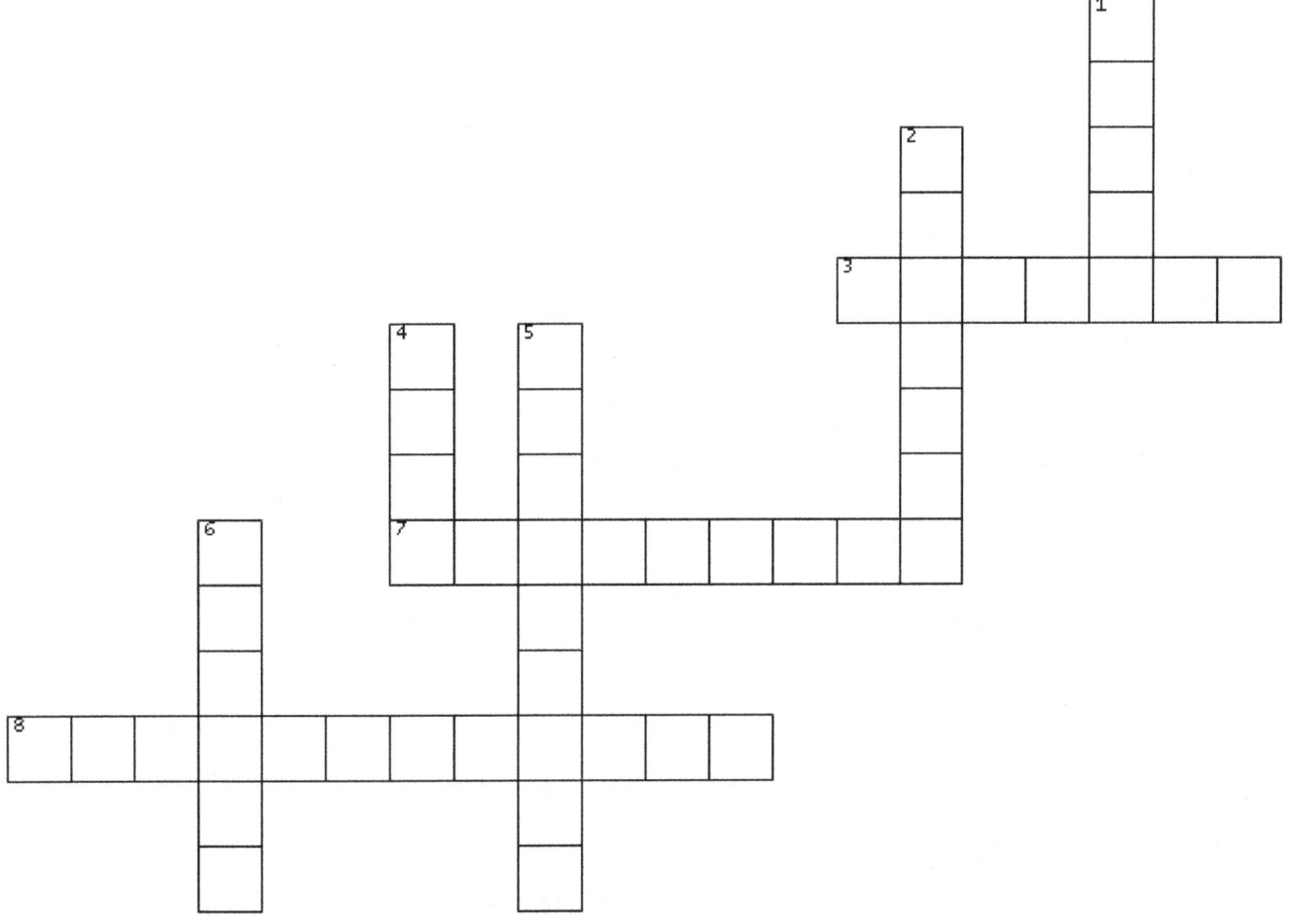

9.) ADVANCED ASTRONOMY

ACROSS
3. First artificial satellite launched into space
7. Event horizon is associated with this astronomical phenomenon
8. Supermassive black hole at the center of the Milky Way

DOWN
1. Largest moon of Saturn
2. Farthest planet from the Sun in our solar system
4. Space telescope that observes infrared light
5. Hubble's discovery: Universe is ___
6. Brightest star in the night sky

For Smart Seniors

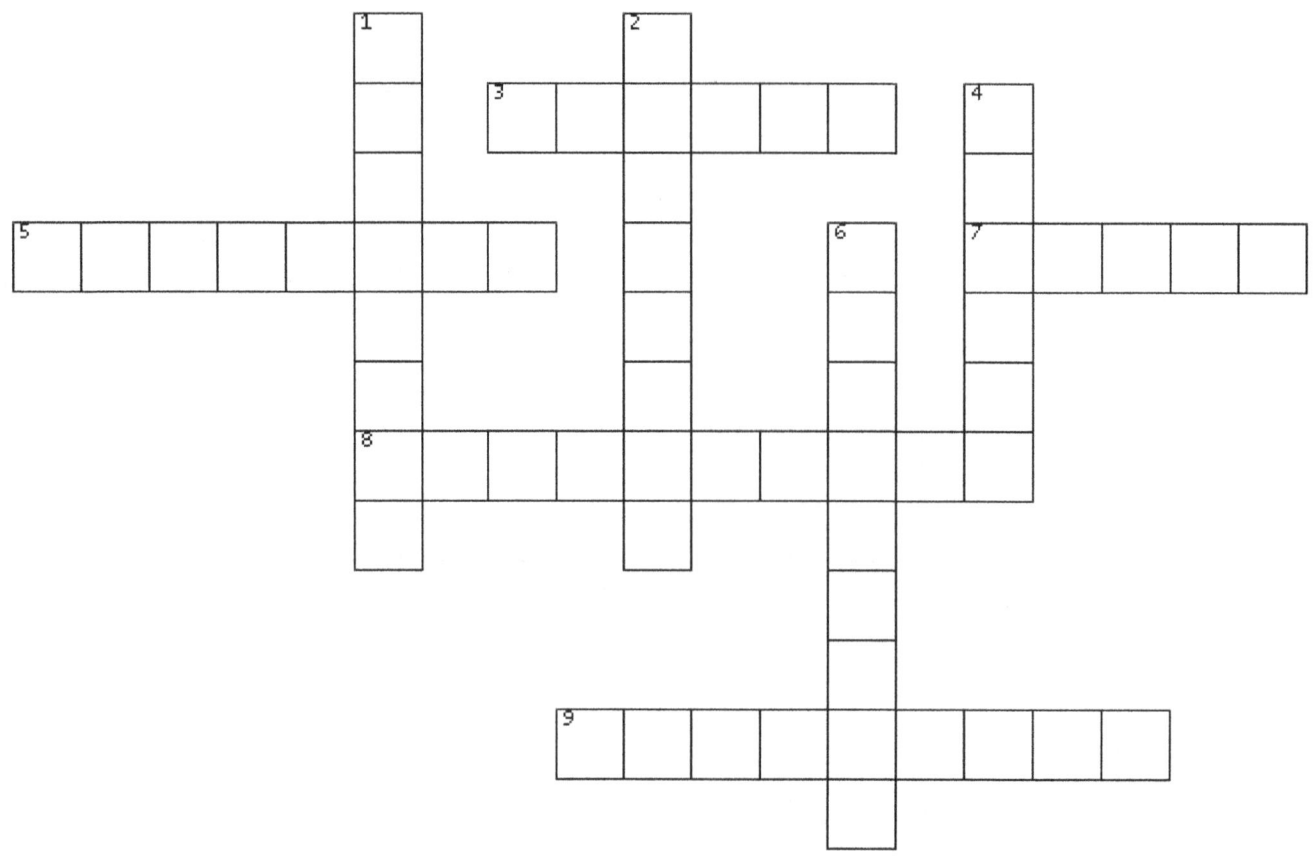

10.) RARE DISEASES

ACROSS
3. A rare genetic disorder affecting the body's connective tissue
5. Genetic disorder causing progressive damage to the lungs and digestive system
7. A rare disease where the immune system attacks the body's own tissues
8. Inherited disease that affects the nervous system and causes movement issues
9. A rare disorder that affects the skin or nervous system, often triggered by sunlight or certain chemicals

DOWN
1. Genetic disorder that destroys nerve cells in the brain and spinal cord
2. A rare genetic disorder that causes the body to age rapidly
4. Rare condition where the body produces too much copper
6. Disease causing progressive muscle weakness and wasting

Solutions

Crossword Puzzle

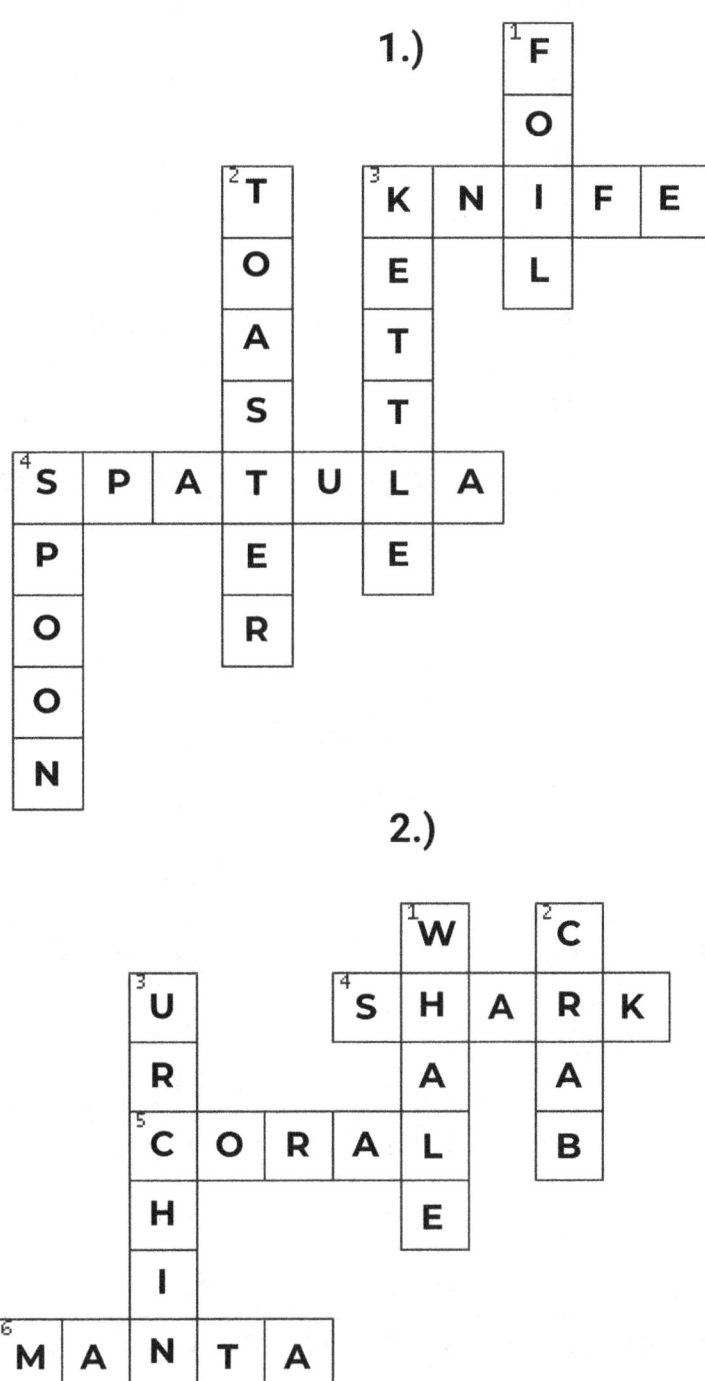

3.)

1 TAJMAHAL
2 COLOSSEUM
3 EIFFEL
4 PYRAMID
5 BIGBEN
6 GREATWALL
7 MACHUPICCHU

4.)

1 HYPOTHESIS
2 ATOM
3 EVOLUTION
4 GRAVITY
5 ORGANISM
6 MOLECULE
7 DNA
8 PHOTOSYNTHESIS

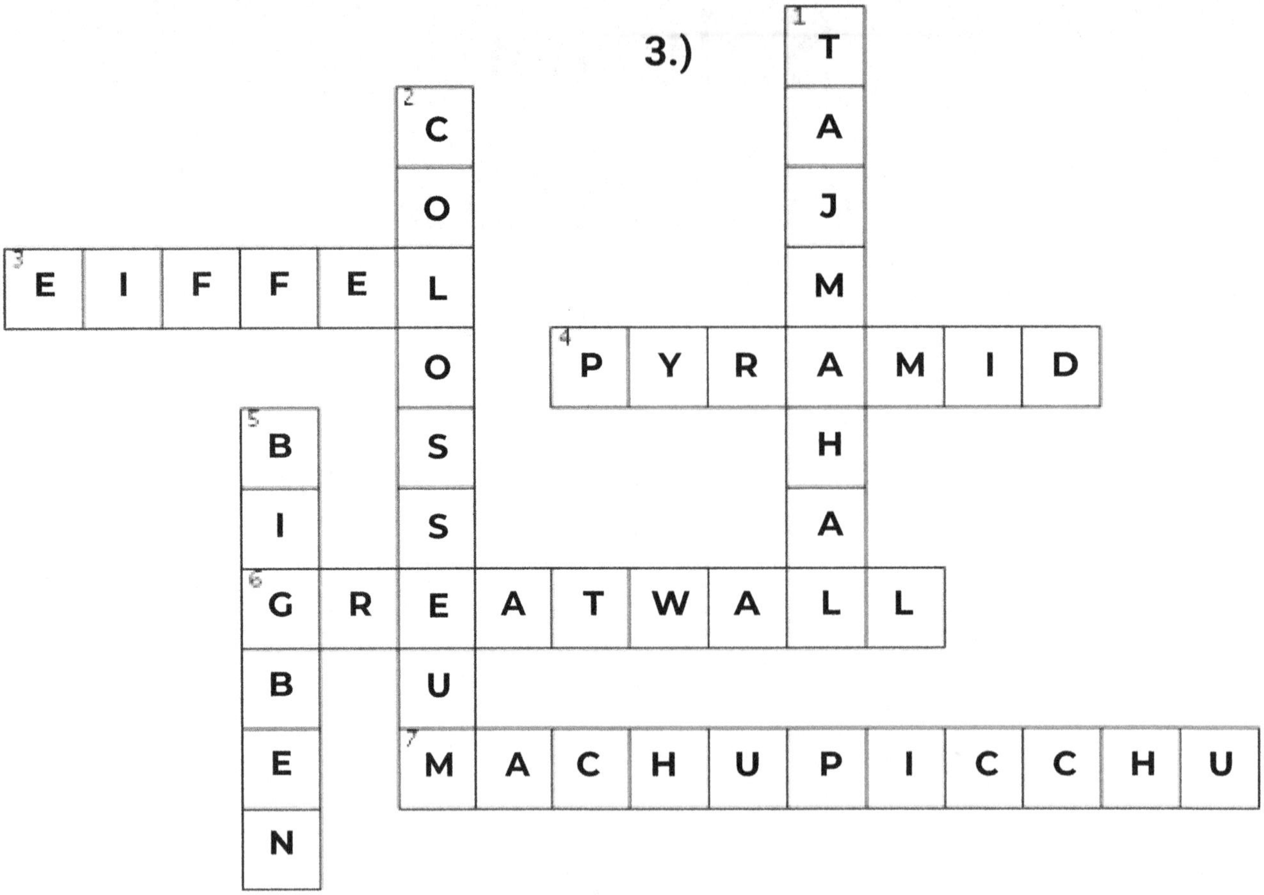

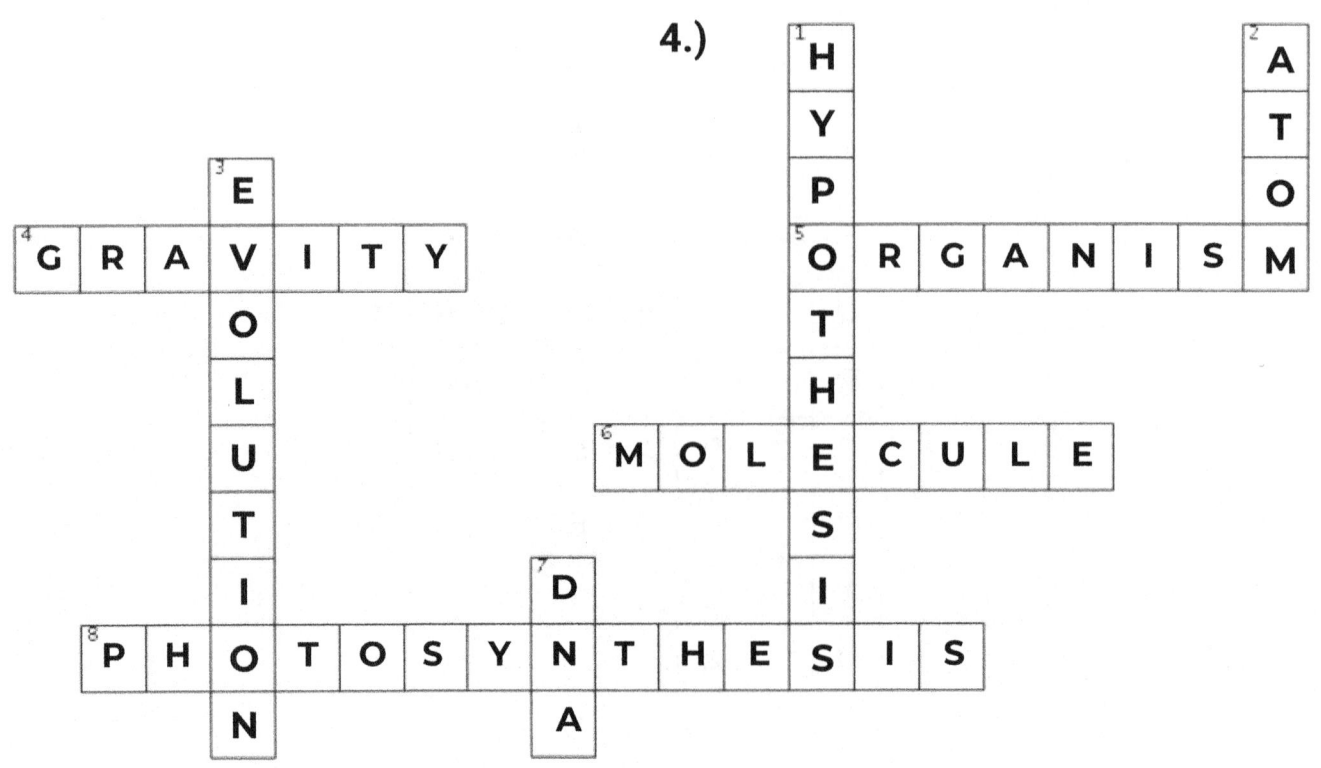

5.)

1 KABBALAH
2 THEOSOPHY
3 GNOSTICISM
4 ALCHEMY
5 SHAMINISM
6 DRUIDISM
7 ANTHROPOSOPHY
8 SUFISM

6.)

1 CHINA
2 GREECE
3 EGYPT
4 INCAS
5 INDUS
6 MESOPOTAMIA
7 ROME

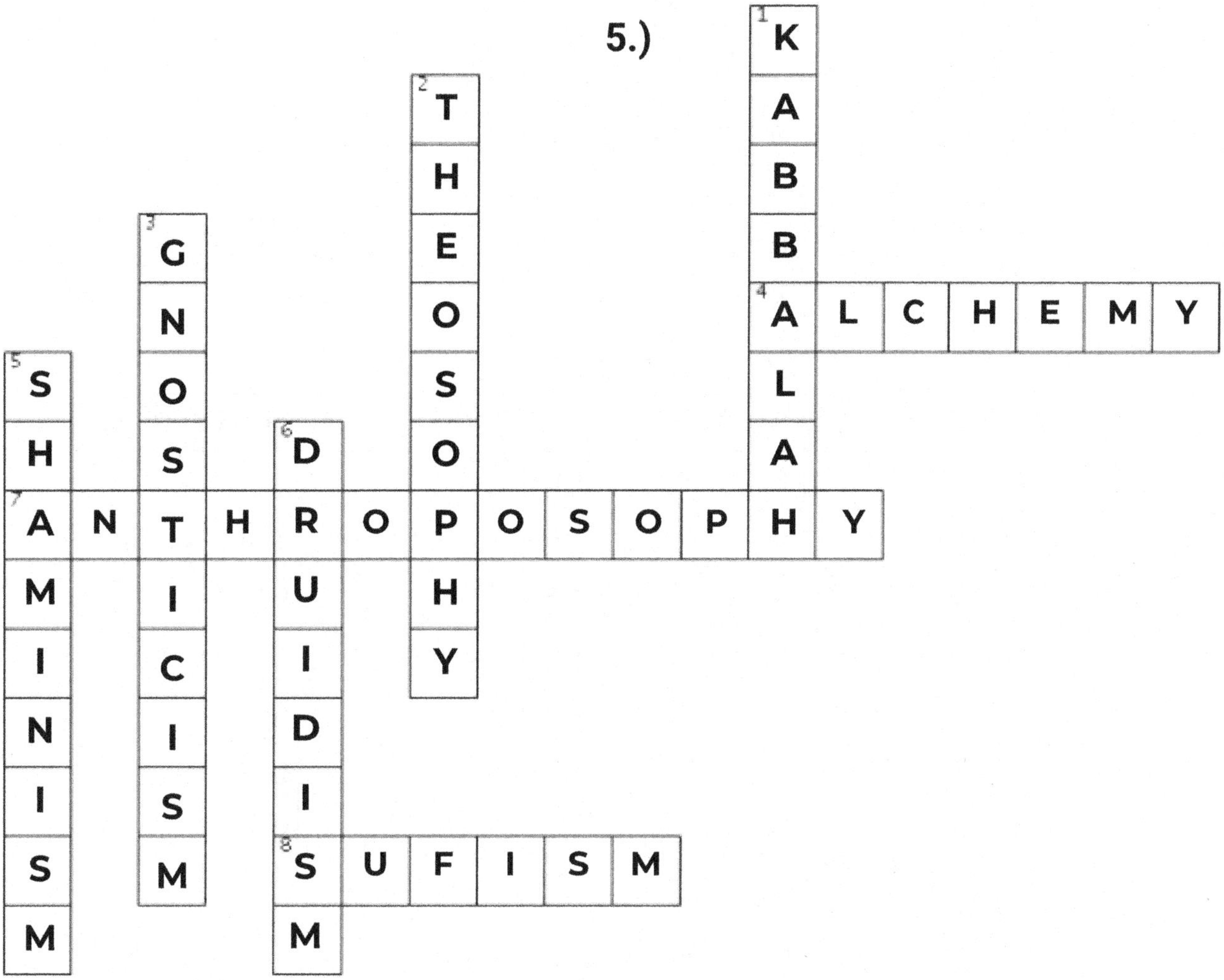

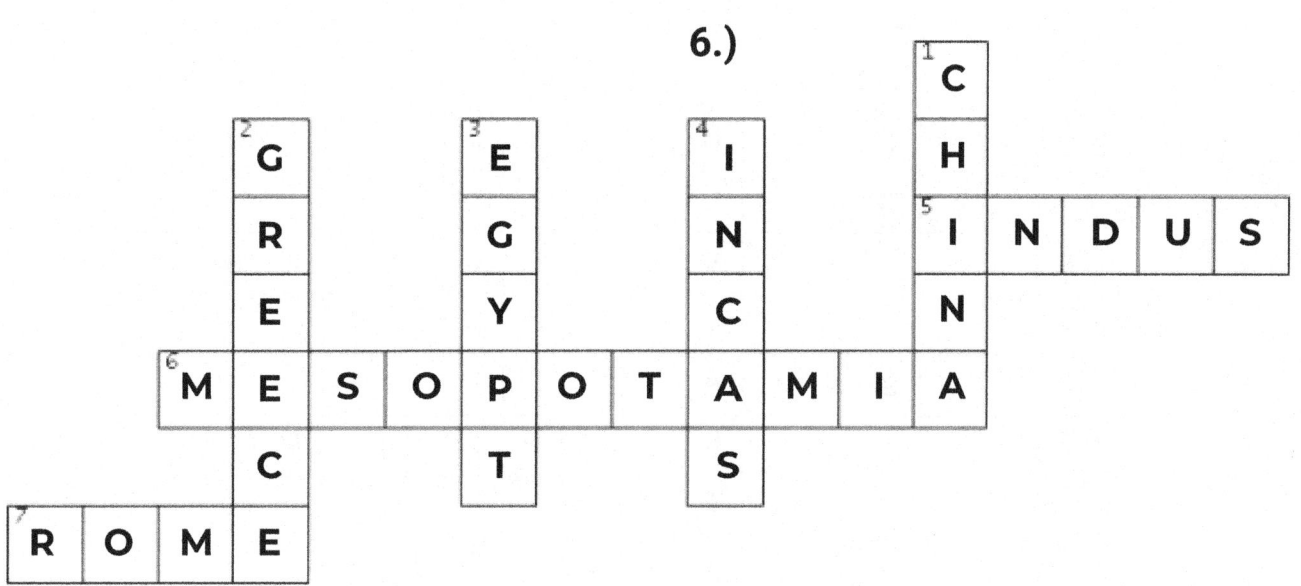

7.)

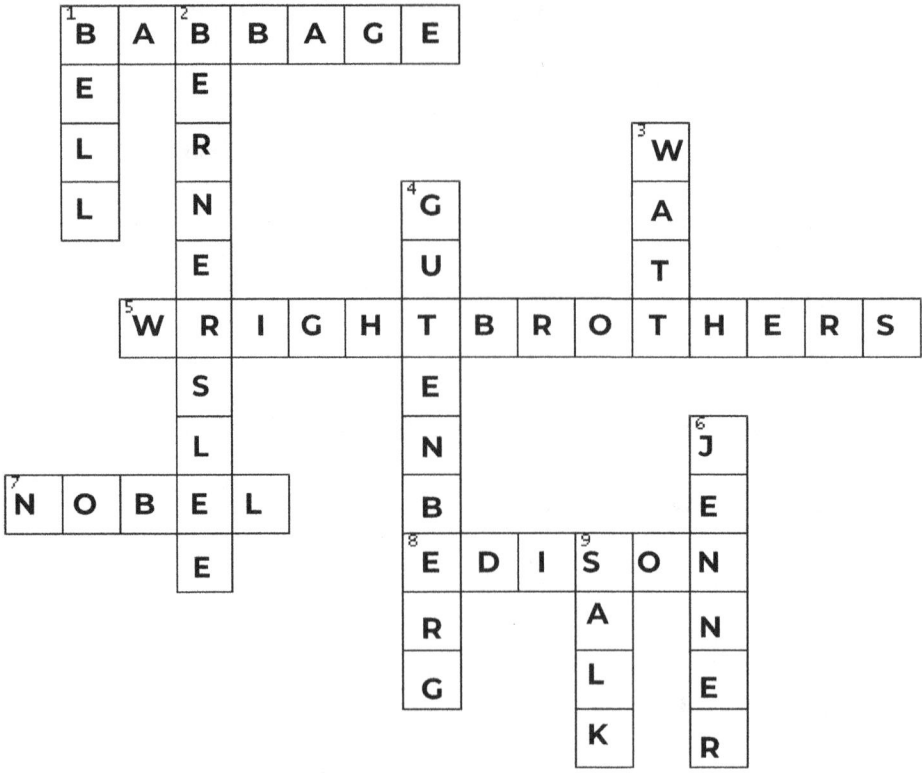

8.)

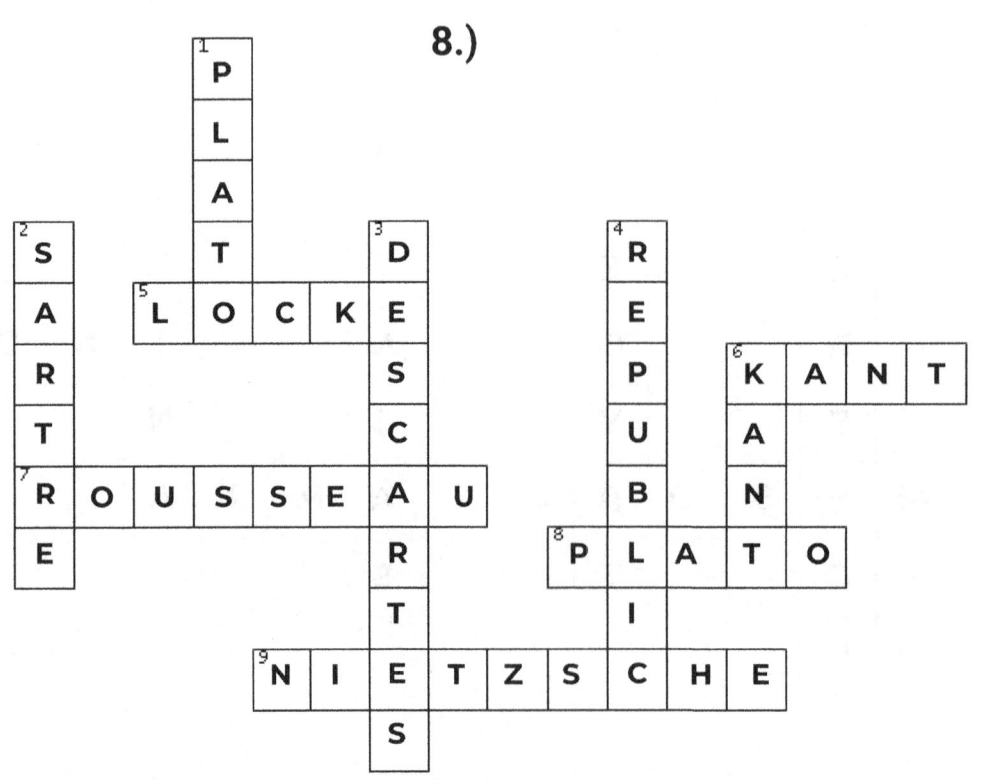

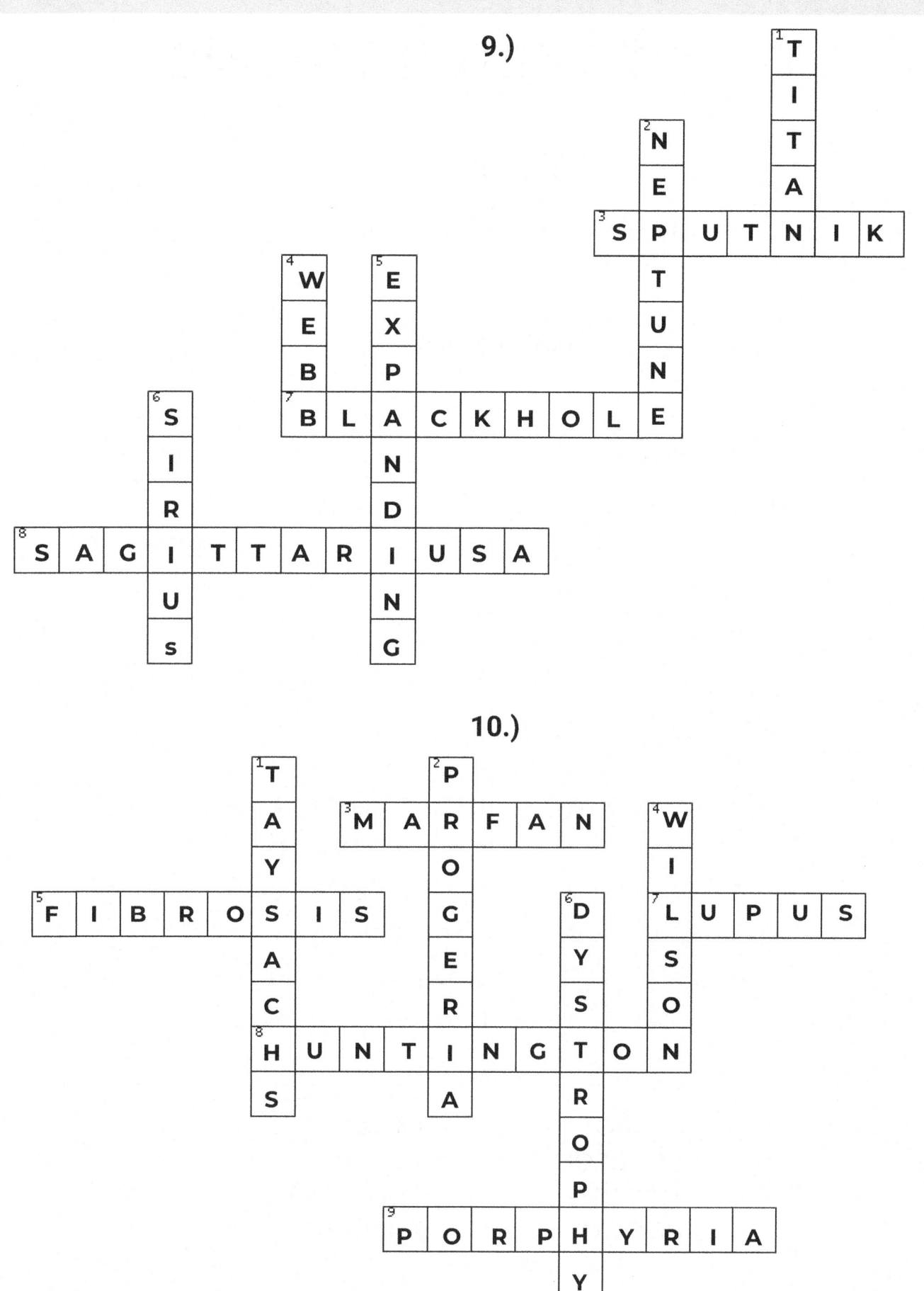

Word Search Puzzle

Warm Up

YOUR TASK : FIND AND UNDERLINE THE WORD CLUES BELOW

11.) VEGETABLES

```
E X P Y U O A P D R S C I L K
T M I T C C O E U W V N Q Q Z
E Q T J R G P P T K L O H G J
R A K U D O M P O U W I K K R
W J I M A H A E M I Y N F I D
H C A N I P S R A N C O L Q A
W J N Y O C O K T I U O Q N F
A U S X K I G G O H C C L T Y
W R C U Y C O G C C U M V N Y
M G D O B Y A U O C M J A A A
H Z E R S T W R M U B U M L C
G E V P S B B J R Z E B S P A
X G Z U S X M P A O R E I G L
Z W C P B O A K Q A T Y D G X
P Q V G O T A T O P U E H E G
```

TOMATO   CUCUMBER
CARROT   ONION
BROCCOLI   PEPPER
SPINACH   EGGPLANT
POTATO   ZUCCHINI

Easy

12.) COLORS

```
W U H L W H I T E R D P Q V O
K M H N C X T I M A Z G G L X
K Z D E U B T V J L G G C Q B
C Z O E Q H U U A P R O U Z B
A R R R R F V N I T E D Y Y X
L Q A G P B B Y A B C M E U F
B D N Z X T Q O U R Y L L H B
J I G E C P W Z F Q L E D M G
D X E R D P X B H O A W L J C
L Q I O T R B W W L O P B W N
B O W J E L P R U P T Q N V W
L W F Z U F D U D I W D Y U O
I K K E G N L U M N T T P E R
T Y E J T X D B R K E J P L B
D S Q C D Z L C U C L N X U O
```

RED   PURPLE
BLUE   PINK
GREEN   BLACK
YELLOW   WHITE
ORANGE   BROWN

Medium

13.) TYPES OF DANCE

```
E O C T D L L V C B B W Y I P F R E P X
J M J L P Z Q R S J Q D H J A Z Z P O I
V N C M B P S O Z I S A O E G B W J T C
L B I A I S A M B A M Y V N X T V S S P
W W L H P K I P N B G R U R T E A A A E
M H W P J M X O H A J T X O E L R T R B
Y C F W R M W O B D E E B Z T L A W B L
F A S N J B T P T W V H A S L A S W A N
S W Z F Z R H O S X E K W T D B Q H Z X
I Q D A A H K F W O Z S A W T O A F P K
E R F Y T T P K O U P A R D G J L B Z S
A Q V Y L J S Z D X C V N Y C N G R C Q
M T O Q R W C P E J T C X R R I N S F K
K O W M I W Q F Z X A R I H N V Y X H D
Y M M N Q F I E C I N M O Y D Q B S Z E
G L G G Z A M H N W G U N T U T M K Y E
N Z F Z E Z B Y J H O W N A M G X J W N
J Q L O B E R S K K P O T P O Y D F K Q
A E H R K L R G H D V Z H I P H O P I Q
S I U W Q P Y M F J H U L O A R D M P J
```

BALLET   SAMBA
SALSA   WALTZ
TANGO   FOXTROT
HIPHOP   TAP
JAZZ   SWING

Medium

14.) CULINARY HERBS AND SPICES

```
T F M W C X R O L N T U R M E R I C N K
V M K U O J E H A Q O B X U U F X M M J
E X M Y R W G B W F N S K P Q T B R P V
E J X S Y G Y Y R G M R V S S L E V Y S
R O P W J G K G N S Y J G R D O W A V Y
M R M Z B A G P I B T H R A D M P A E Y
E E Z B K H C R Q V I Z Z Q Y F V Q B J
Z G G U G A Z G N T P A R S L E Y P E S
B A A A S Z Y N T X T N F K Y W O H T H
X N E S X W V M O C N K J P N R Z W J U
A O L C F N I W J I H O T C F O L R R S
U X N R C J B R L L Y A K H E S J O I X
P H M O Z Q N Z D A T F R C Y E A Y Y M
N L S L L Q C I N N A M O N A M U B W S
C D Z S I P L J K T V S O R P A E W Z M
C H Q E E L T E S R K O Z X R R A B A G
H E I R V W G I W O R R O H N Y G X M E
E H N N R O Y C X J I L I G P B W Y A J
R A N J Q G G W K W N H B A S I L S Q N
S U S T B O N N L W X C O W O A F U R M
```

BASIL   PARSLEY
THYME   DILL
ROSEMARY   SAGE
OREGANO   CINNAMON
CILANTRO   TURMERIC

Hard

15.) MEDICAL TERMINOLOGY

```
B M L W V A E A G R F Q Y V O Y X Z Y Q
R O E L E C T R O C A R D I O G R A M T
Y A O Z U Y Q E Z D P B T M H O Q Z D L
T Y X O A G V T F C C I J S X L H W E Q
S T H G P L D E G L J S H V Y O D V N N
A T A E N W S B F Z K N Q R X R M O I O
L N J O E B W C V J L D H U I E Y R J I
P T N X S I T I R H T R A O E T S O C S
O O Q V E J T I J P N E U M O N I A N N
N Y P O C S O R A P A L I N Y E H V S E
I Z M A I N E P O T Y C O B M O R H T T
H J Z I F L Y B X C D E C A F R W O H R
R R H E M A T O P O I E S I S T N C Q E
P A N C R E A T I T I S I I I S U N B P
Q V N S O F H E P A T O M E G A L Y U Y
A F D N Z O J D P P N K U A F G J U Q H
Y H T A P O N E D A H P M Y L Z P G Y O
L D X D B C S I S O L Y K N A Q S V P D
H N N L Q E N C E P H A L O P A T H Y S
P T S P I X A A I M E H T Y C Y L O P W
```

GASTROENTEROLOGY HYPERTENSION HEPATOMEGALY
HEMATOPOIESIS ANKYLOSIS LYMPHADENOPATHY
ENCEPHALOPATHY LAPAROSCOPY OSTEOARTHRITIS
THROMBOCYTOPENIA ELECTROCARDIOGRAM POLYCYTHEMIA
PNEUMONIA RHINOPLASTY PANCREATITIS

For Smart Seniors

16.) OBSCURE MYTHOLOGICAL CREATURES

```
Z T Y S L I E D Q F H H J Z B H T Q S V
N T C V I E F Z H G R U M I S F L V J B
T W Y F N N Q L A G H S G Z A N X R Y L
Z Z Q N R E V Y W E E N F C S M N E H B
B A R E M I H C Z L U O E P X X M A L G
O H T A J S N H K T N F R V S Z M B Q N
B P D K M Y A I X A G I C B H N X Q Y A
H M K R A K E N H D G K Y N C P L K X Q
N D A J P W N T D G J C I D U J H M W Y
R L W F O A A L A J U J L G Z G I L S J
N X F B Q I R N Z X H V N S Q I E R G V
O G L L V T U E G B B A N S H E E W O R
S D R E M O A C I A L I O K X Z R C A C
K N L I P X T D C A F Q X P D X H R Q Y
H B N G F C O E B T X V B V M T T L J M
L Z K C N F N K H B I P N S V L I A H H
B I Y G W B I E T H J W K H T N T V L D
C T B A P T M N A O E R O C I T N A M Z
A E M V Z O W V A K C Q M W O H H L L P
A Y F T Y N E T F N W C G Y G P K X O O
```

BANSHEE   MANTICORE   SPRIGGAN
CHIMERA   MINOTAUR   TIKBALANG
GRIFFIN   ROC   YETI
KRAKEN   SELKIE   WYVERN
LEVIATHAN   SIMURGH   ZMEY

For Smart Seniors

17.) RARE GEOLOGICAL TERMS

```
Z K Y W N A S T R A T I G R A P H Y U W
W F P G U B T E C T O N O P H Y S I C S
H X C X O V Z J I S O A Y T V R D Z P R
S M G A L X T E L A V B E E F M D W Y
P E E J L I O K M R I F C R F O U G T F
E T O O V T Y H W M B S O L Y S J I Y I
T A C D Y H G N P O Q S Z G M S Q P S N
R M H R S O O F M R I Z G F B I A V U L
O O R Y E S L G J O O J Q Q I L O T O Z
G R O B D T O Q N S R M H M E I F C E T
R P N P I R N H B X C Y O O D Z L W N U
A H O V M A A A X O G K G E O A Q O G P
P I L Z E T C Z Z Q Z E O O G T Y M I E
H S O U N I L K V W O A H Y T I J Y O T
Y M G G T G O B S G O X H U V O G N C R
L L Y S O R V D R G L Z W B V N U I L O
V G S Y L A R A A Z X Q G V A V Y V V L
M H B B O P P C F R U E U X A M F Z Y O
J V T H G H A B F N T O R O G E N Y R G
F W X P Y Y D Z N U P G D W V H A X N Y
```

PALEOGEOGRAPHY SEDIMENTOLOGY PETROLOGY
METAMORPHISM GEOMORPHOLOGY GEOCHRONOLOGY
STRATIGRAPHY LITHOSTRATIGRAPHY VOLCANOLOGY
TECTONOPHYSICS OROGENY EROSION
PETROGRAPHY IGNEOUS FOSSILIZATION

For Smart Seniors

18.) INTRICATE HISTORICAL TERMS

```
F J N Z M Q O A B G J U I E E N R A X K V T W C C
K N A I M A T O P O S E M P O F B Y Z A N T I N E
A A P I H E K X G U U G B B P V T W T V C H A Q W
N T E A G Y O U L Y W X O Y W R A P G N T Y T Q C
E N I B E I G M M E N Y N E O L I T H I C B H T H
A C N G W H E O R F A Z S P A M S I L A D U E F S
T B T B F A V I L O C M S C Q O O O U H T C N D F
U T G V F Q X C I T S I N E L L E H C S C U I W O
A B L V K D B P J Y U C B C P L J L X F N V A T M
X X M D T K H V V D R Z A E A H B Q H A K V N F F
L E T X U I J W P M T T M P C L O R Y U W M X A H
T E Q D W Q Q F F H E C L U E U M E V D L I D A D
J W X L Y F J Q E P F N Y E P R M G N C Q G U S D
R B M N R B B B P R E S G V K H T U F R I Z L E B V
N K P I B X G H U E G N K P R Z M V E N C F F N I
A J A J N Q E Z Y J H H Z O B N X O N A I I X U O
N Z E S D B E F K E P X G I Y T N D A I F D A Z P
U O Y R P L C S Z G Y L X Y T Z N V I R A S T N T
I Z M Z Y J O E C I O G W D G T A I S E E V E J I
D K Z R N Z Y T Q D T J M I N O A N S M V H L B E
J V E G F K J I Y G O L O E A H C R A U P M V V B
J I K V K I X T F E S B E O Q M P R N S W O M R X
V Q V W L A E T P Z S I P B Y A M R C L G R K Y K
W Y A Q F T A I S Z L G C L M U B H E J V X I W E
S M Y G E P O H R O W M U G L G L L Y E C X L N D
```

PALEOLITHIC	FEUDALISM	MINOAN
HELLENISTIC	NEOLITHIC	TROGLODYTE
MESOPOTAMIAN	SUMERIAN	ARCHAEOLOGY
BYZANTINE	HITTITES	ETRUSCAN
RENAISSANCE	PHOENICIAN	ATHENIAN

Solutions

Word Search Puzzle

11.)

```
E X P Y U O A P D R S C I L K
T M I T C C O E U W V N Q Q Z
E Q T J R G P P T K L O H G J
R A K U D O M P O U W I K K R
W J I M A H A E M I Y N F I D
H C A N I P S R A N C O L Q A
W J N Y O C O K T I U Q N F
A U S X K I G G O H C C L T Y
W R C U Y C O G C C U M V N Y
M G D O B Y A U O C M J A A A
H Z E R S T W R M U B U M L C
G E V P S B B J R Z E B S P A
X G Z U S X M P A O R E I G L
Z W C P B O A K Q A T Y D G X
P Q V G O T A T O P U E H E G
```

12.)

```
W U H L W H I T E R D P Q V O
K M H N C X T I M A Z G G L X
K Z D E U B T V J L G G C Q B
C Z O E Q H U U A P R O U Z B
A R R R F V N I T E D Y Y X
L Q A G P B B Y A B C M E U F
B D N Z X T Q O U R Y L L H B
J I G E C P W Z F Q L E D M G
D X E R D P X B H O A W L J C
L Q I O T R B W W L O P B W N
B O W J E L P R U P T Q N V W
L W F Z U F D U D I W D Y U O
I K K E G N L U M N T T P E R
T Y E J T X D B R K E J P L B
D S Q C D Z L C U C L N X U O
```

25

13.)

```
E O C T D L L V C B B W Y I P F R E P X
J M J L P Z Q R S J Q D H J J A Z Z P O I
V N C M B P S O Z I S A O E G B W J T C
L B I A I S A M B A M Y V N X T V S S P
W W L H P K I P N B G R U R T E A A E
M H W P J M X O H A J T X O E L R T R B
Y C F W R M W O B D E E B Z T L A W B L
F A S N J B T P T W V H A S L A S W A N
S W Z F Z R H O S X E K W T D B Q H Z X
I Q D A A H K F W O Z S A W T O A F P K
E R F Y T T P K O U P A R D G J L B Z S
A Q V Y L J S Z D X C V N Y C N G R C Q
M T O Q R W C P E J T C X R R I N S F K
K O W M I W Q F Z X A R I H N V Y X H D
Y M M N Q F I E C I N M O Y D Q B S Z E
G L G G Z A M H N W G U N T U T M K Y E
N Z F Z E Z B Y J H O W N A M G X J W N
J Q L O B E R S K K P O T P O Y D F K Q
A E H R K L R G H D V Z H I P H O P I Q
S I U W Q P Y M F J H U L O A R D M P J
```

14.)

```
T F M W C X R O L N T U R M E R I C N K
V M K U O J E H A Q O B X U U F X M M J
E X M Y R W G B W F N S K P Q T B R P P
E J X S Y G Y Y R G M R V S S L E V Y S
R O P W J K G N S Y J G R D O W A V Y
M R M Z B A G P I B T H R A D M P A E Y
E E Z B K H C R Q V I Z Z Q Y F V Q B J
Z G G U G A Z G N T P A R S L E Y P E S
B A A A S Z Y N T X T N F K Y W O H T H
X N E S X W V M O C N K J P N R Z W J U
A O L C F N I W J H O T C F O L R R S
U X N R C J B R L L Y A K H E S J O I X
P H M O Z Q N Z D A T F R C Y E A Y Y M
N L S L L Q C I N N A M O N A M U B W S
C D Z S I P L J K T V S O R P A E W Z M
C H Q E E L T E S R K O Z X R R A B A G
H E I R V W G I W O R R O H N Y G X M E
E H N N R O Y C X J I L I G P B W Y A J
R A N J Q G G W K W N H B A S I L S Q N
S U S T B O N N L W X C O W O A F U R M
```

15.)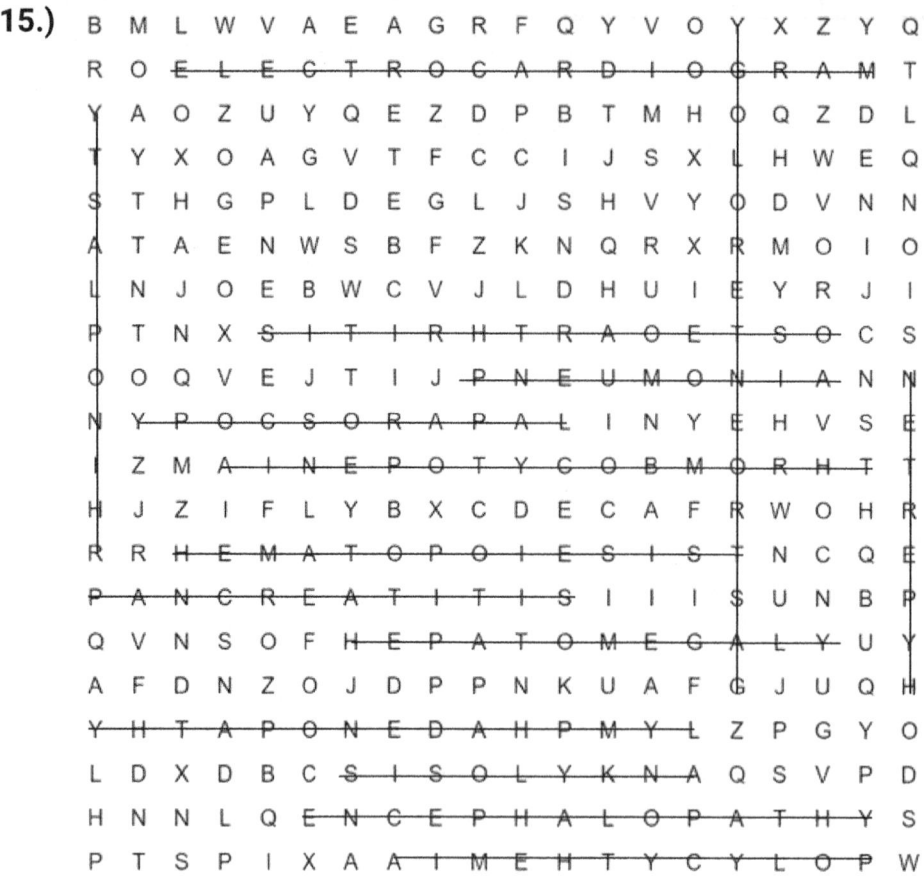

16.)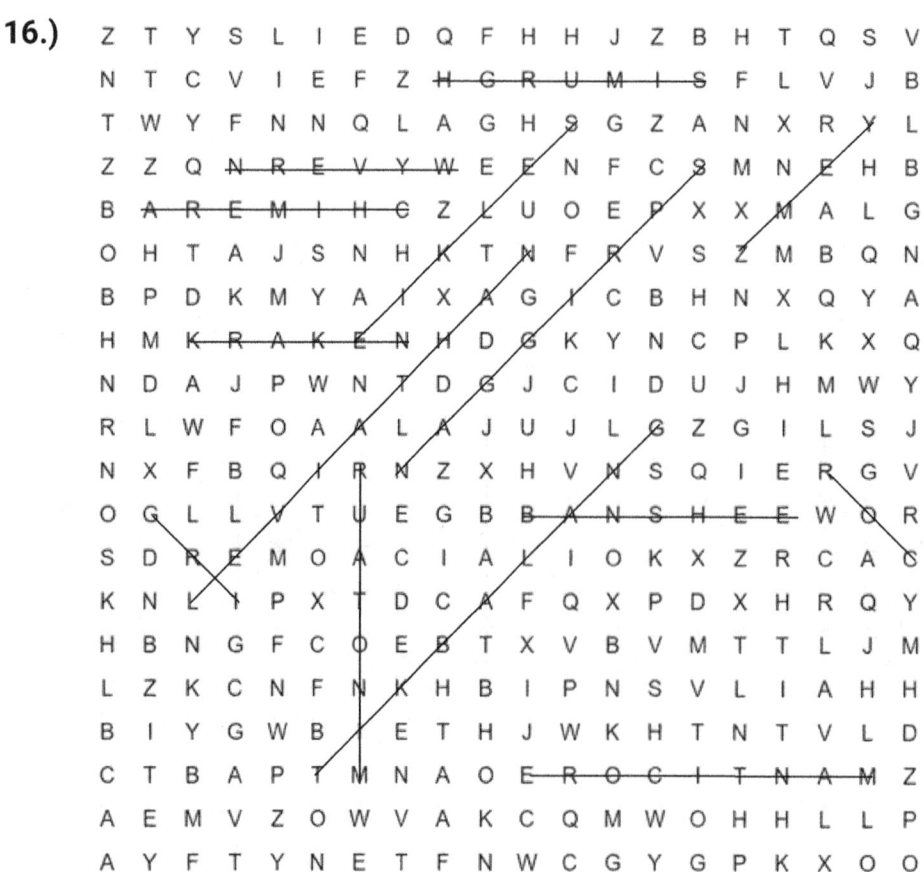

17.)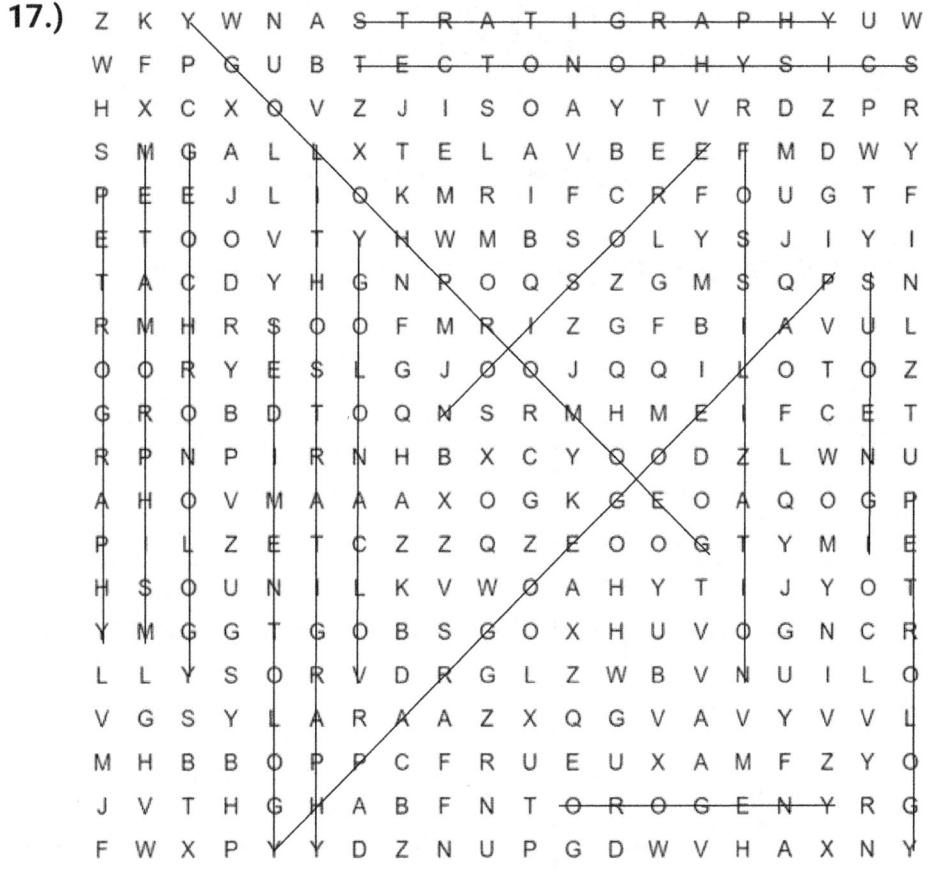

18.)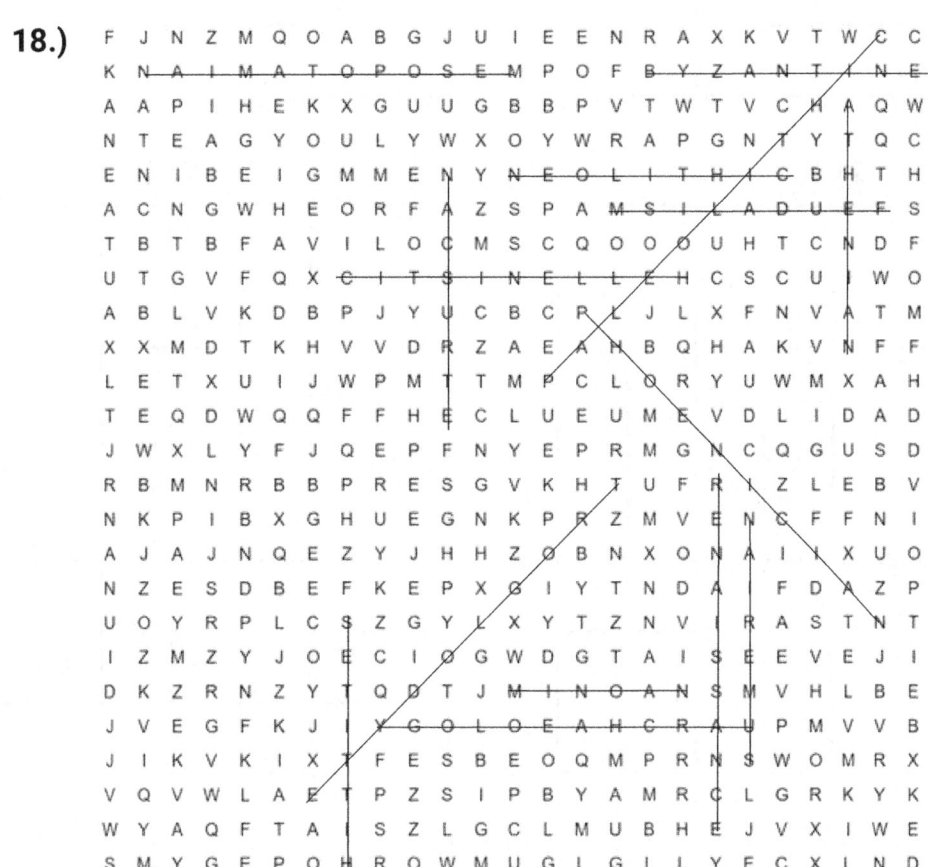

Mazes

Warm Up

YOUR TASK : FIND THE EXIT OF THE PUZZLE

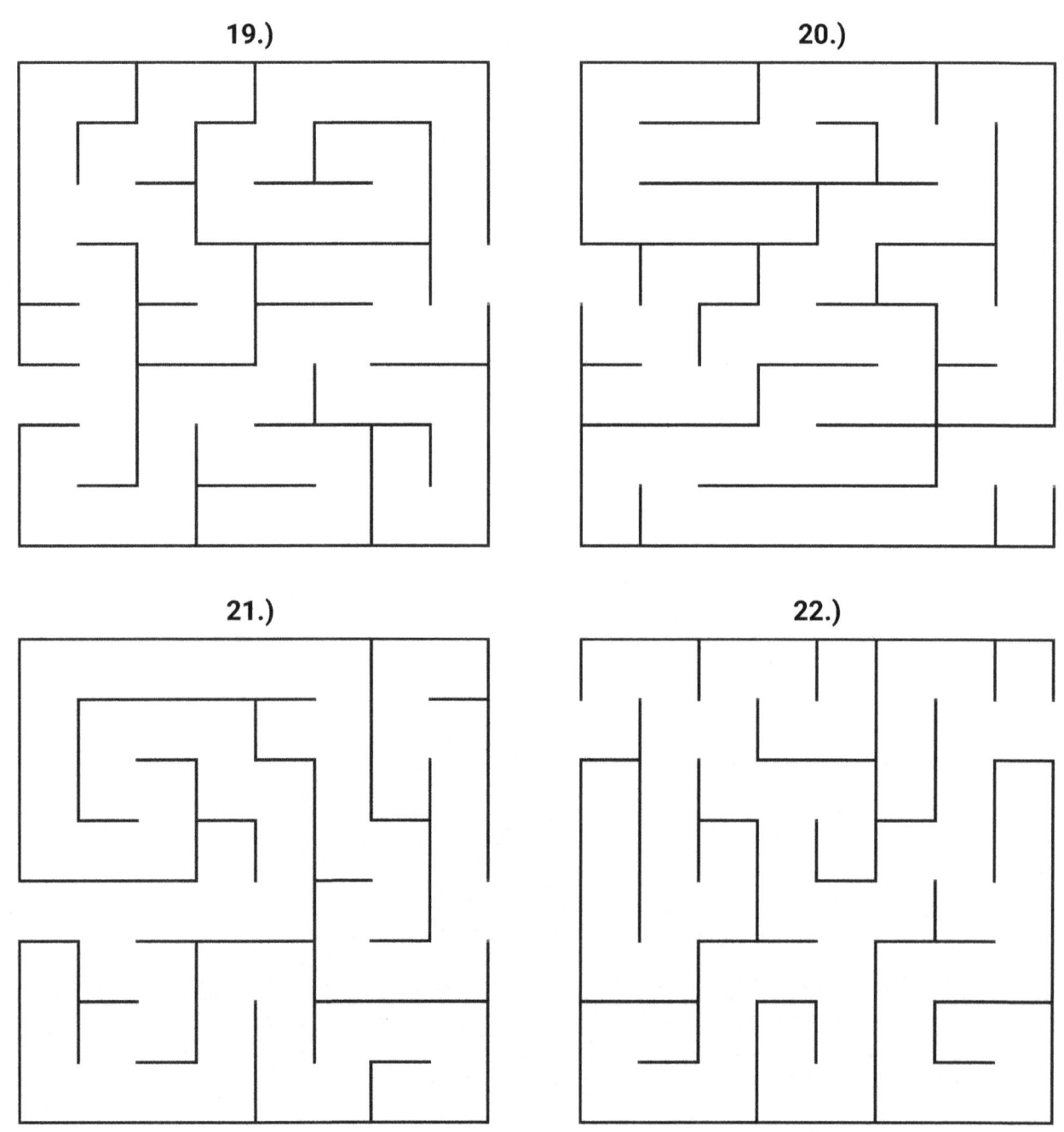

Easy

23.)

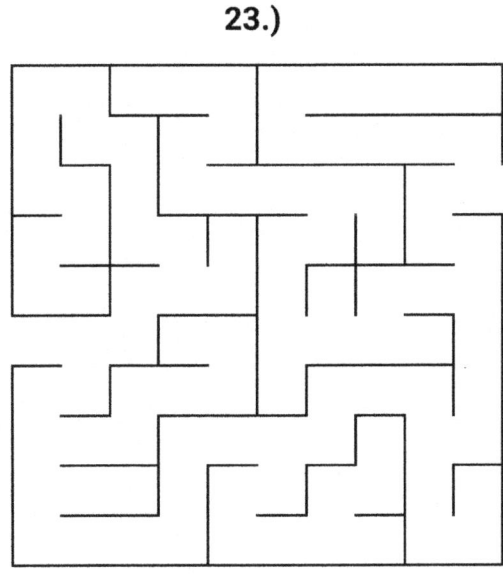

24.)

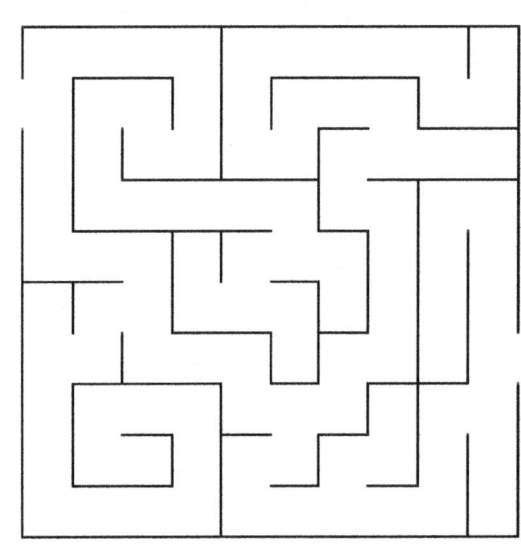

25.)

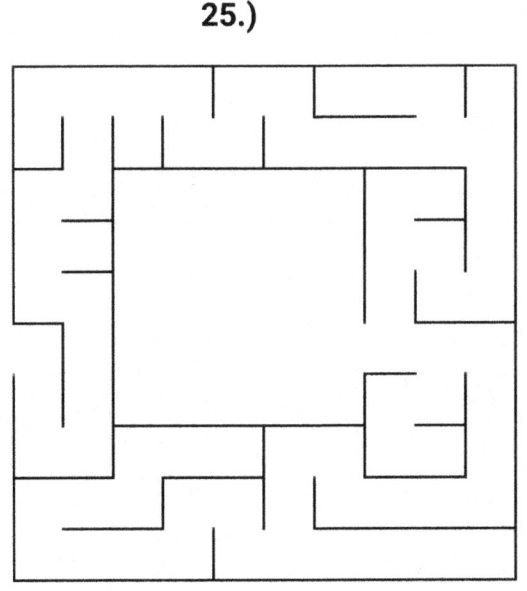

26.)

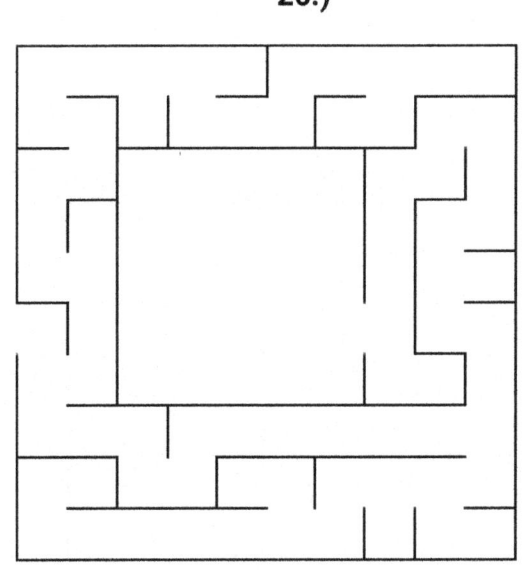

Easy

27.)

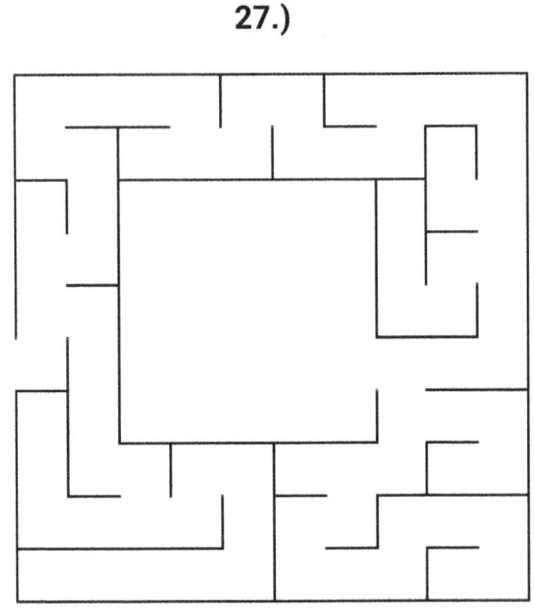

28.)

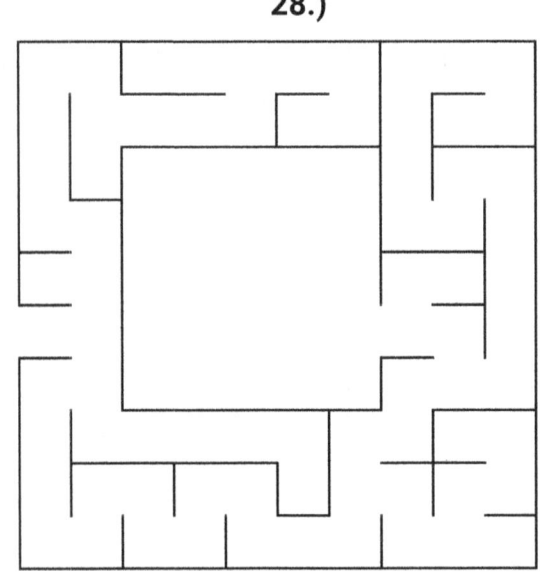

Medium

29.)

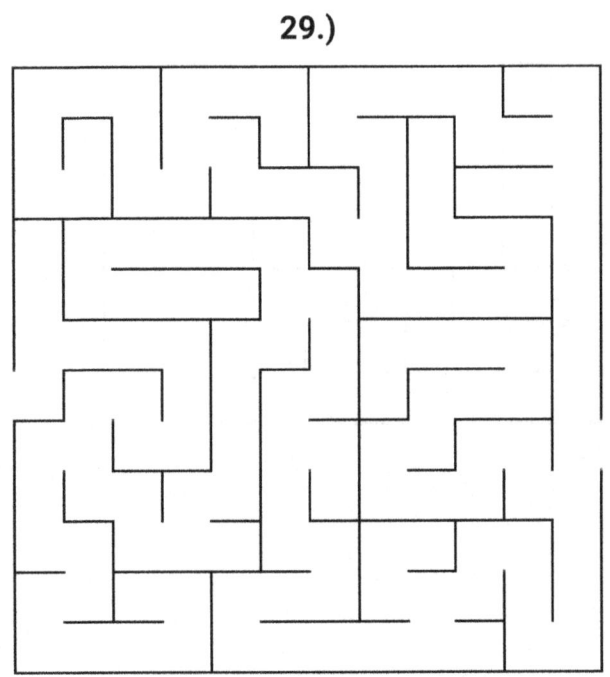

30.)

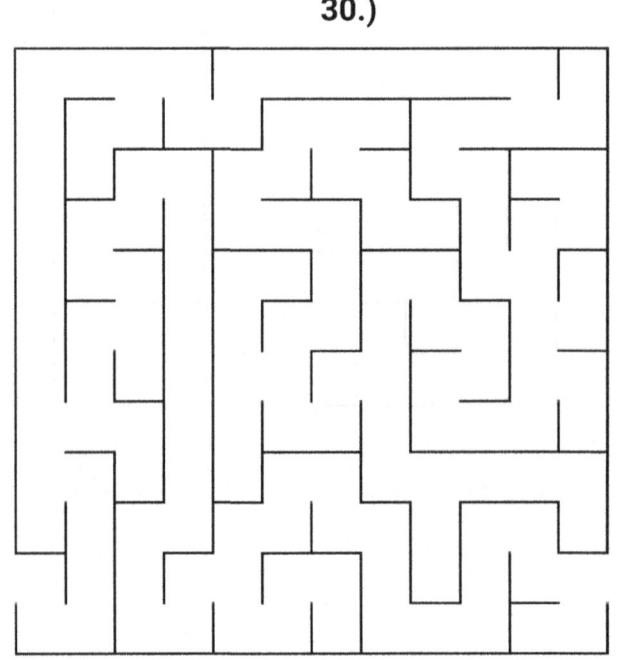

Medium

31.)

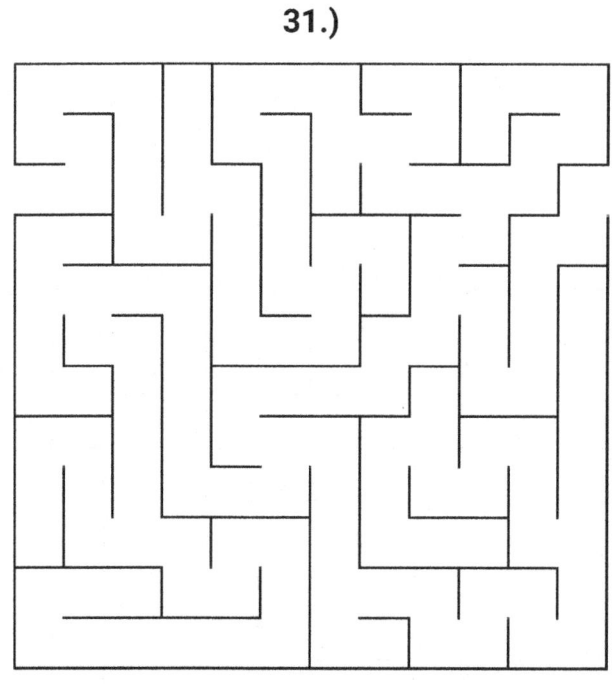

32.)

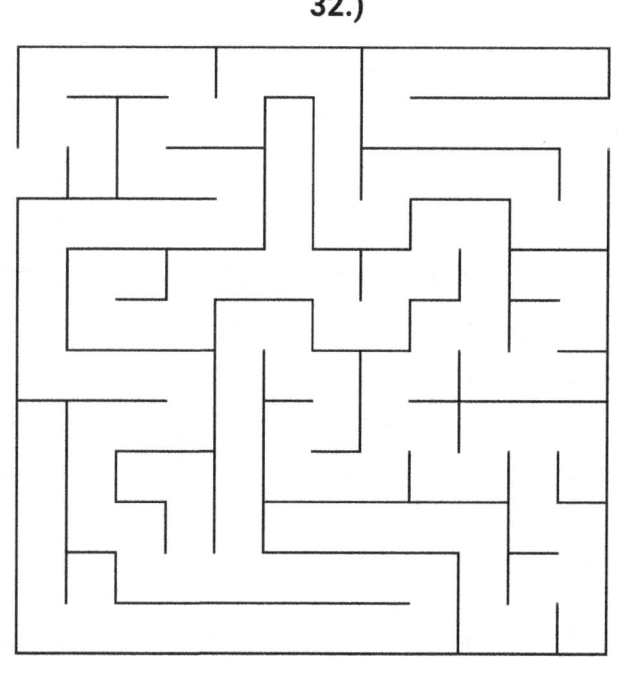

33.)

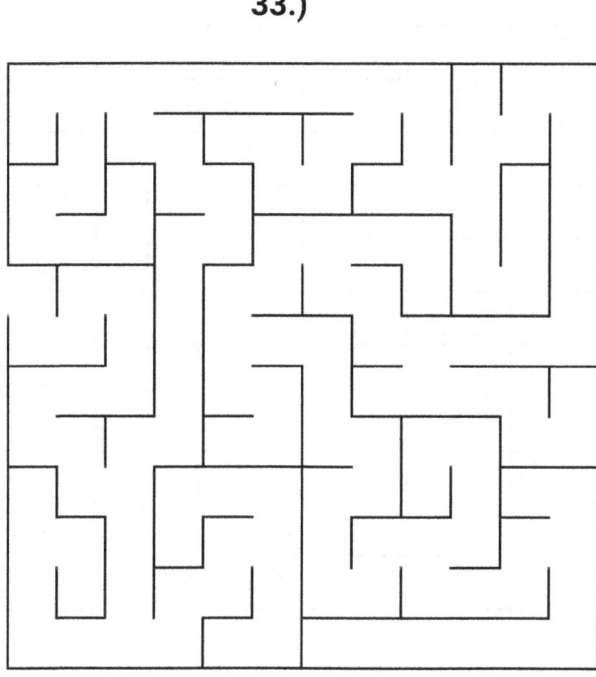

34.)

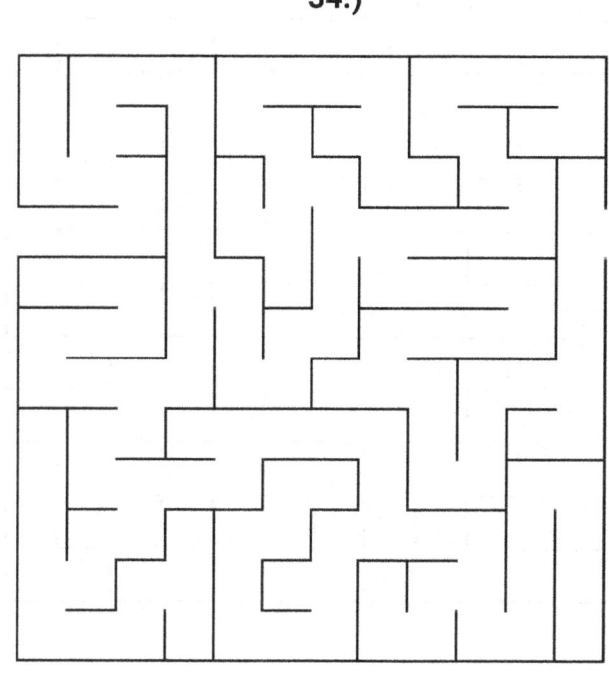

Hard

35.)

For Smart Seniors

36.)

For Smart Seniors

37.)

Solutions

Mazes

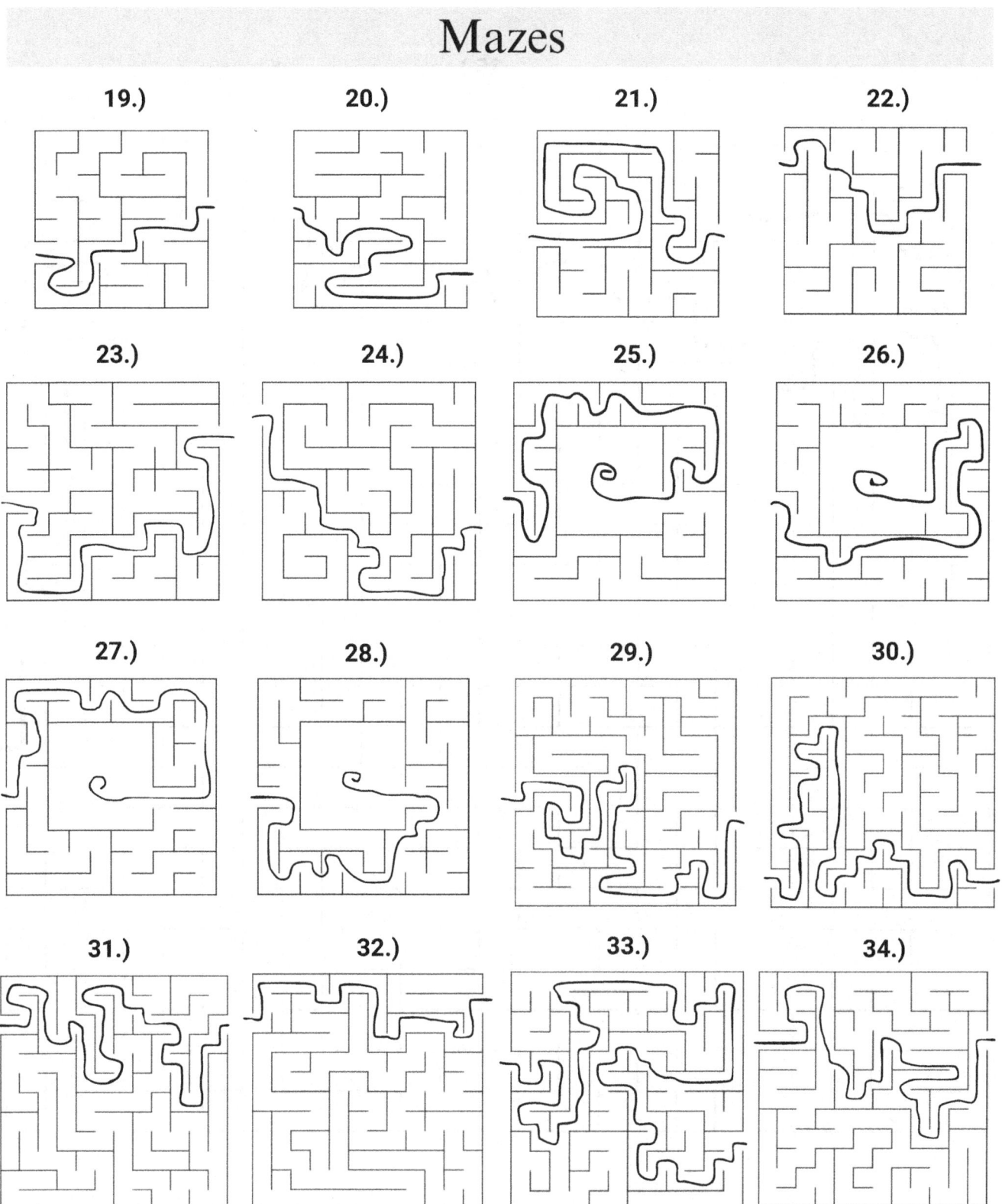

35.)

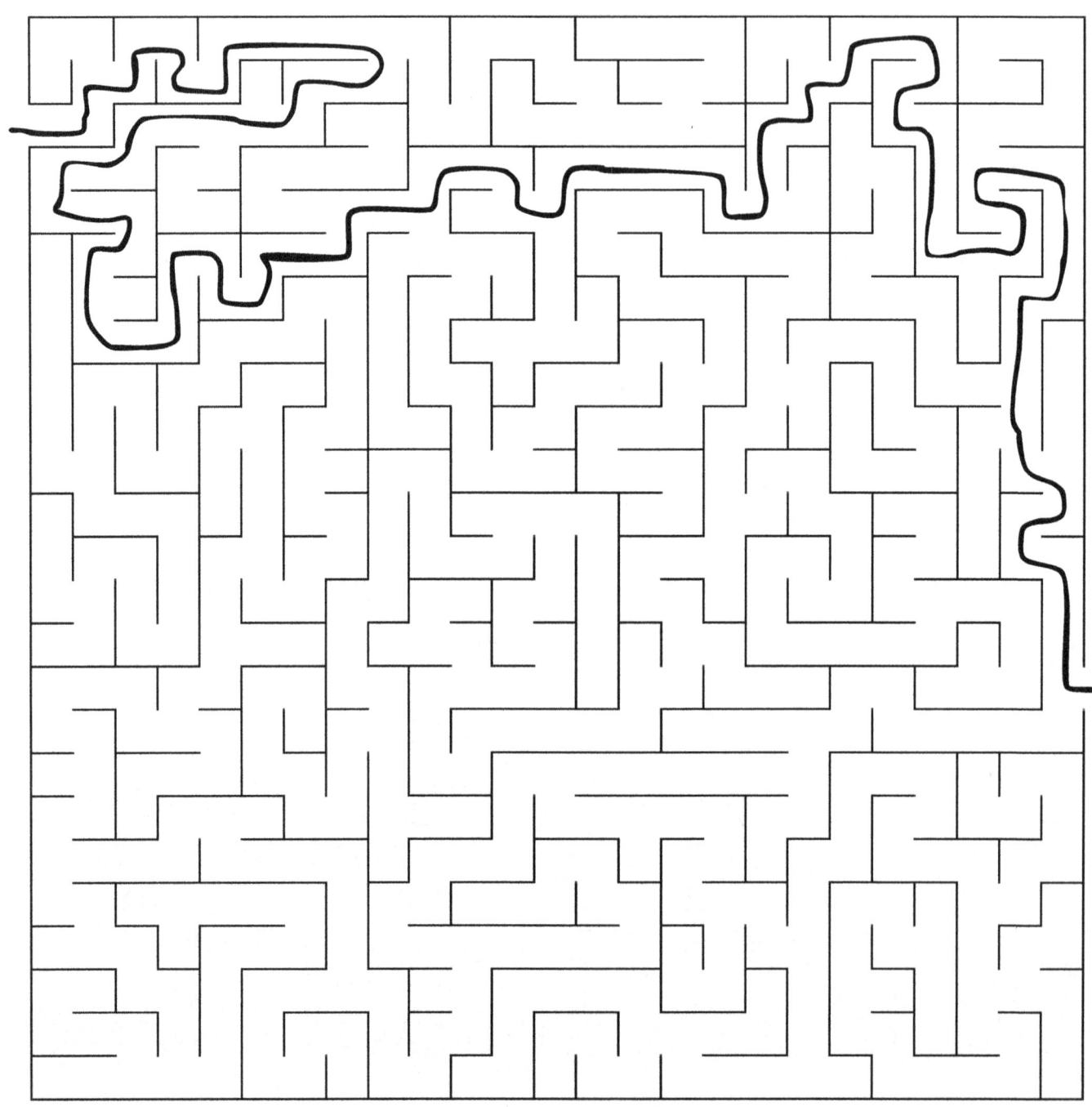

36.)

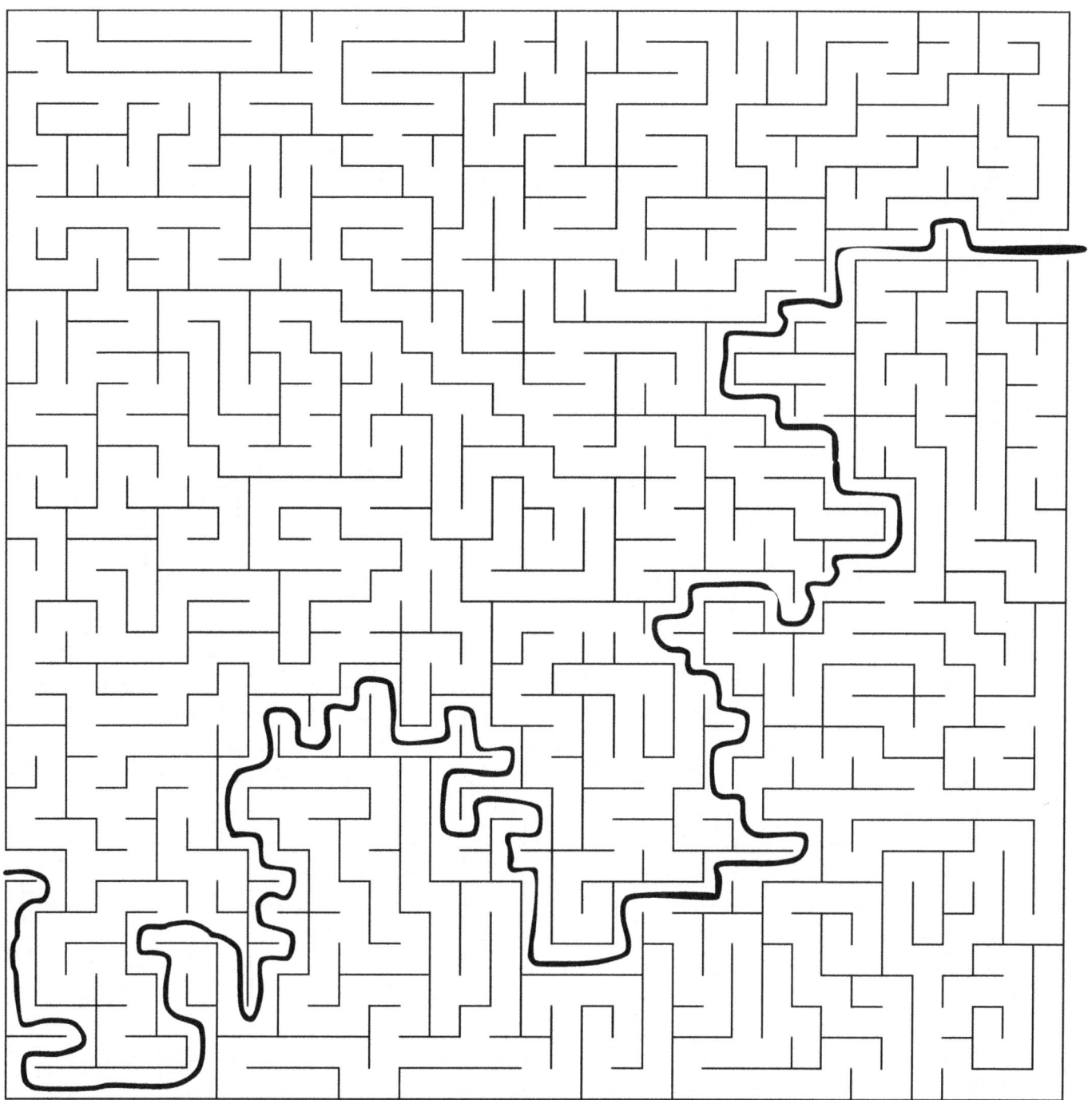

37.)

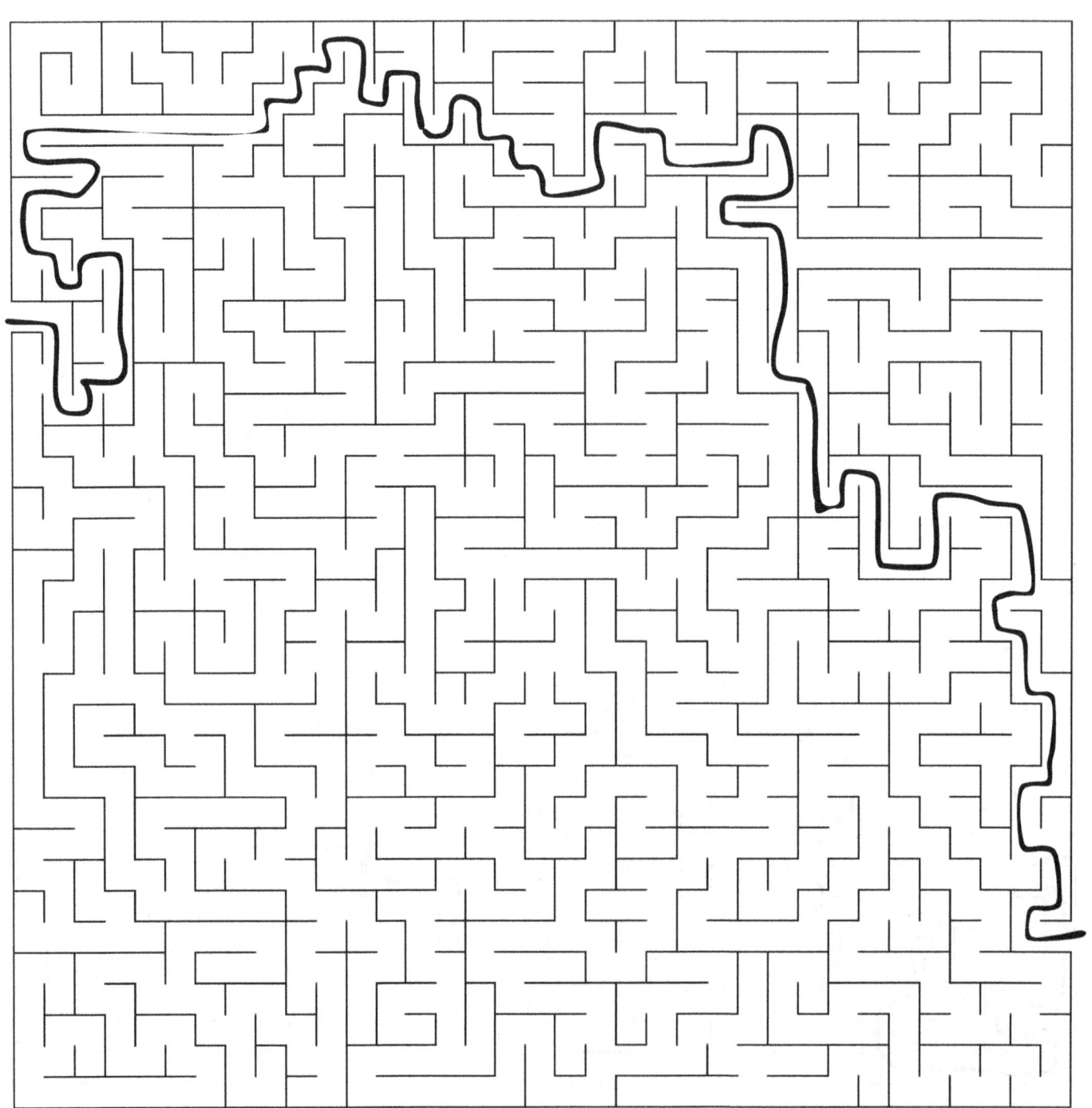

Mental Arithmetic

Warm Up

YOUR TASK : SOLVE THE MATH EXERCISES IN YOUR HEAD

38.) 25 - 7 =

39.) 5 × 4 =

40.) 30 ÷ 6 =

41.) 17 + 3 =

42.) 15 - 6 =

43.) 6 × 3 =

44.) 40 ÷ 5 =

45.) 9 + 11 =

46.) 20 - 9 =

47.) 4 × 7 =

48.) 50 ÷ 10 =

49.) 13 + 6 =

50) 22 - 8 =

51.) 3 × 8 =

52.) 36 ÷ 6 =

53.) 10 + 9 =

54.) 18 - 4 =

55.) 7 × 2 =

56.) 24 ÷ 4 =

57.) 10 + 15 =

58.) 30 - 12 =

59.) 3 × 7 =

60.) 20 ÷ 4 =

61.) 18 + 6 =

62.) 21 - 5 =

63.) 8 × 2 =

64.) 45 ÷ 9 =

65.) 7 + 13 =

66.) 28 - 9 =

67.) 6 × 5 =

67.) 6 × 5 =

68.) 60 ÷ 10 =

69.) 11 + 9 =

70.) 26 - 11 =

71.) 4 × 4 =

72.) 32 ÷ 8 =

73.) 14 + 7 =

74.) 20 - 6 =

75.) 5 × 3 =

76.) 50 ÷ 5 =

77.) 19 - 8 =

78.) 6 × 2 =

79.) 7 + 38 =

80.) 12 - 7 =

81.) 8 + 6 =

Easy

82.) 15 - 7 =

83.) 9 × 3 =

84.) 20 ÷ 4 =

85.) 12 + 9 =

86.) 18 - 5 =

87.) 7 × 6 =

88.) 30 ÷ 5 =

89.) 11 + 14 =

90.) 22 - 8 =

91.) 5 × 4 =

92.) 45 ÷ 9 =

93.) 13 + 7 =

94.) 16 - 6 =

95.) 4 × 8 =

96.) 36 ÷ 6 =

97.) 9 + 12 =

98.) 25 - 10 =

99.) 3 × 7 =

100.) 28 ÷ 7 =

101.) 14 + 8 =

102.) 20 - 4 =

103.) 6 × 5 =

104.) 32 ÷ 8 =

105.) 17 + 3 =

106.) 21 - 7 =

107.) 8 × 3 =

108.) 40 ÷ 8 =

109.) 12 + 5 =

110.) 27 - 9 =

111.) 7 × 4 =

112.) 48 ÷ 12 =

113.) 15 + 6 =

114.) 30 - 15 =

115.) 5 × 3 =

116.) 18 ÷ 3 =

117.) 13 + 9 =

118.) 24 - 10 =

119.) 4 × 6 =

120.) 35 ÷ 7 =

121.) 22 + 8 =

122.) 18 - 7 =

123.) 6 × 4 =

124.) 50 ÷ 10 =

125.) 11 + 6 =

126.) 23 + 17 =

Medium

127.) 45 - 19 =

128.) 12 × 8 =

129.) 81 ÷ 9 =

130.) 35 + 29 =

131.) 57 - 28 =

132.) 15 × 7 =

133.) 64 ÷ 8 =

134.) 18 + 24 =

135.) 72 - 36 =

136.) 25 × 6 =

137.) 90 ÷ 10 =

138.) 29 + 37 =

139.) 48 - 23 =

140.) 14 × 9 =

141.) 56 ÷ 7 =

142.) 32 + 19 =

143.) 81 - 45 =

144.) 17 × 4 =

145.) 56 ÷ 8 =

146.) 24 + 34 =

147.) 60 - 22 =

148.) 19 × 5 =

149.) 84 ÷ 12 =

150.) 27 + 33 =

151.) 50 - 29 =

152.) 22 × 6 =

153.) 72 ÷ 9 =

154.) 39 + 41 =

155.) 55 - 18 =

156.) 12 × 11 =

157.) 96 ÷ 12 =

158.) 28 + 43 =

159.) 85 - 48 =

160.) 14 × 8 =

161.) 90 ÷ 15 =

162.) 31 + 29 =

163.) 64 - 27 =

164.) 21 × 7 =

165.) 81 ÷ 9 =

166.) 45 + 52 =

167.) 77 - 33 =

168.) 18 × 5 =

169.) 54 ÷ 6 =

170.) 38 + 22 =

171.) 63 - 27 =

Hard

172.) 762 - 495 =

173.) 42 × 27 =

174.) 896 ÷ 16 =

175.) 234 + 789 =

176.) 1,004 - 597 =

177.) 58 × 23 =

178.) 1,250 ÷ 25 =

179.) 379 + 564 =

180.) 837 - 498 =

181.) 72 × 19 =

182.) 1,320 ÷ 11 =

183.) 653 + 849 =

184.) 905 - 416 =

185.) 49 × 28 =

186.) 1,512 ÷ 18 =

187.) 754 + 867 =

188.) 1,234 - 789 =

189.) 65 × 24 =

190.) 1,728 ÷ 24 =

191.) 892 + 674 =

192.) 1,003 - 516 =

193.) 83 × 32 =

194.) 1,596 ÷ 14 =

195.) 748 + 957 =

196.) 1,142 - 658 =

197.) 93 × 21 =

198.) 1,764 ÷ 21 =

199.) 584 + 439 =

200.) 1,001 - 712 =

201.) 71 × 37 =

202.) 1,225 ÷ 25 =

203.) 476 + 885 =

204.) 999 - 658 =

205.) 52 × 29 =

206.) 1,248 ÷ 16 =

207.) 637 + 849 =

208.) 1,012 - 543 =

209.) 87 × 24 =

210.) 1,944 ÷ 18 =

211.) 923 + 578 =

212.) 1,083 - 592 =

213.) 487 + 356 =

For Smart Seniors

214.) 1248 ÷ 32 =

215.) 689 × 47 =

216.) 1740 ÷ 58 =

217.) 829 × 39 =

218.) 1980 ÷ 45 =

219.) 315 × 64 =

220.) 2520 ÷ 56 =

221.) 167 × 78 =

222.) 3240 ÷ 72 =

223.) 578 × 36 =

224.) 4500 ÷ 75 =

225.) 837 × 47 =

226.) 1984 ÷ 31 =

227.) 121 × 82 =

228.) 1440 ÷ 48 =

229.) 672 × 57 =

230.) 3600 ÷ 90 =

231.) 845 × 68 =

232.) 2310 ÷ 77 =

233.) 512 × 39 =

234.) 3150 ÷ 70 =

235.) 198 × 54 =

236.) 8400 ÷ 120 =

237.) 986 × 74 =

238.) 1458 ÷ 54 =

239.) 672 × 82 =

240.) 5400 ÷ 120 =

241.) 753 × 29 =

242.) 1884 ÷ 39 =

243.) 129 × 93 =

244.) 5670 ÷ 90 =

245.) 854 × 71 =

246.) 3240 ÷ 80 =

247.) 143 × 65 =

248.) 7200 ÷ 150 =

429.) 961 × 47 =

250.) 1260 ÷ 42 =

251.) 891 × 39 =

252.) 5280 ÷ 110 =

253.) 759 × 62 =

254.) 1440 ÷ 36 =

255.) 138 × 78 =

256.) 3740 ÷ 59 =

257.) 999 × 84 =

258.) 2520 ÷ 63 =

259.) 153 × 96 =

260.) 4840 ÷ 88 =

261.) 761 × 95 =

Solutions

Mental Arithmetic

38.) 25 - 7 = 18

39.) 5 × 4 = 20

40.) 30 ÷ 6 = 5

41.) 17 + 3 = 20

42.) 15 - 6 = 9

43.) 6 × 3 = 18

44.) 40 ÷ 5 = 8

45.) 9 + 11 = 20

46.) 20 - 9 = 11

47.) 4 × 7 = 28

48.) 50 ÷ 10 = 5

49.) 13 + 6 = 19

50.) 22 - 8 = 14

51.) 3 × 8 = 24

52.) 36 ÷ 6 = 6

53.) 10 + 9 = 19

54.) 18 - 4 = 14

55.) 7 × 2 = 14

56.) 24 ÷ 4 = 6

57.) 10 + 15 = 25

58.) 30 - 12 = 18

59.) 3 × 7 = 21

60.) 20 ÷ 4 = 5

61.) 18 + 6 = 24

62.) 21 - 5 = 16

63.) 8 × 2 = 16

64.) 45 ÷ 9 = 5

5.) 7 + 13 = 20

66.) 28 - 9 = 19

67.) 6 × 5 = 30

68.) 60 ÷ 10 = 6

69.) 11 + 9 = 20

70.) 26 - 11 = 15

71.) 4 × 4 = 16

72.) 32 ÷ 8 = 4

73.) 14 + 7 = 21

74.) 20 - 6 = 14

75.) 5 × 3 = 15

76.) 50 ÷ 5 = 10

77.) 19 - 8 = 11

78.) 6 × 2 = 12

79.) 7 + 38 = 45

80.) 12 - 7 = 5

81.) 8 + 6 = 14

82.) 15 - 7 = 8

83.) 9 × 3 = 27

84.) 20 ÷ 4 = 5

85.) 12 + 9 = 21

86.) 18 - 5 = 13

87.) 7 × 6 = 42

88.) 30 ÷ 5 = 6

89.) 11 + 14 = 25

90.) 22 - 8 = 14

91.) 5 × 4 = 20

92.) 45 ÷ 9 = 5

93.) 13 + 7 = 20

94.) 16 - 6 = 10

95.) 4 × 8 = 32

96.) 36 ÷ 6 = 6

97.) 9 + 12 = 21

97.) 9 + 12 = 21	114.) 30 - 15 = 15	131.) 57 - 28 = 29	148.) 19 × 5 = 95
98.) 25 - 10 = 15	115.) 5 × 3 = 15	132.) 15 × 7 = 105	149.) 84 ÷ 12 = 7
99.) 3 × 7 = 21	116.) 18 ÷ 3 = 6	133.) 64 ÷ 8 = 8	150.) 27 + 33 = 60
100.) 28 ÷ 7 = 4	117.) 13 + 9 = 22	134.) 18 + 24 = 42	151.) 50 - 29 = 21
101.) 14 + 8 = 22	118.) 24 - 10 = 14	135.) 72 - 36 = 36	152.) 22 × 6 = 132
102.) 20 - 4 = 16	119.) 4 × 6 = 24	136.) 25 × 6 = 150	153.) 72 ÷ 9 = 8
103.) 6 × 5 = 30	120.) 35 ÷ 7 = 5	137.) 90 ÷ 10 = 9	154.) 39 + 41 = 80
104.) 32 ÷ 8 = 4	121.) 22 + 8 = 30	138.) 29 + 37 = 66	155.) 55 - 18 = 37
105.) 17 + 3 = 20	122.) 18 - 7 = 11	139.) 48 - 23 = 25	156.) 12 × 11 = 132
106.) 21 - 7 = 14	123.) 6 × 4 = 24	140.) 14 × 9 = 126	157) 96 ÷ 12 = 8
107.) 8 × 3 = 24	124.) 50 ÷ 10 = 5	141.) 56 ÷ 7 = 8	158.) 28 + 43 = 71
108.) 40 ÷ 8 = 5	125.) 11 + 6 = 17	142.) 32 + 19 = 51	159.) 85 - 48 = 37
109.) 12 + 5 = 17	126.) 23 + 17 = 40	143.) 81 - 45 = 36	160.) 14 × 8 = 112
110.) 27 - 9 = 18	127.) 45 - 19 = 26	144.) 17 × 4 = 68	161.) 90 ÷ 15 = 6
111.) 7 × 4 = 28	128.) 12 × 8 = 96	145.) 56 ÷ 8 = 7	162.) 31 + 29 = 60
112.) 48 ÷ 12 = 4	129.) 81 ÷ 9 = 9	146.) 24 + 34 = 58	163.) 64 - 27 = 37
113.) 15 + 6 = 21	130.) 35 + 29 = 64	147.) 60 - 22 = 38	164.) 21 × 7 = 147

165.) 81 ÷ 9 = 9

166.) 45 + 52 = 97

167.) 77 - 33 = 44

168.) 18 × 5 = 90

169.) 54 ÷ 6 = 9

170.) 38 + 22 = 60

171.) 63 - 27 = 36

172.) 762 - 495 = 267

173.) 42 × 27 = 1,134

174.) 896 ÷ 16 = 56

175.) 234 + 789 = 1,023

176.) 1,004 - 597 = 407

177.) 58 × 23 = 1,334

178.) 1,250 ÷ 25 = 50

179.) 379 + 564 = 943

180.) 837 - 498 = 339

181.) 72 × 19 = 1,368

182.) 1,320 ÷ 11 = 120

183.) 653 + 849 = 1,502

184.) 905 - 416 = 489

185.) 49 × 28 = 1,372

186.) 1,512 ÷ 18 = 84

187.) 754 + 867 = 1,621

188.) 1,234 - 789 = 445

189.) 65 × 24 = 1,560

190.) 1,728 ÷ 24 = 72

191.) 892 + 674 = 1,566

192.) 1,003 - 516 = 487

193.) 83 × 32 = 2,656

194.) 1,596 ÷ 14 = 114

195.) 748 + 957 = 1,705

196.) 1,142 - 658 = 484

197.) 93 × 21 = 1,953

198.) 1,764 ÷ 21 = 84

199.) 584 + 439 = 1,023

200.) 1,001 - 712 = 289

201.) 71 × 37 = 2,627

202.) 1,225 ÷ 25 = 49

203.) 476 + 885 = 1,361

204.) 999 - 658 = 341

205.) 52 × 29 = 1,508

206.) 1,248 ÷ 16 = 78

207.) 637 + 849 = 1,486

208.) 1,012 - 543 = 469

209.) 87 × 24 = 2,088

210.) 1,944 ÷ 18 = 108

211.) 923 + 578 = 1,501

212.) 1,083 - 592 = 491

213.) 487 + 356 = 843

214.) 1248 ÷ 32 = 39

215.) 689 × 47 = 32483

216.) 1740 ÷ 58 = 30

217.) 829 × 39 = 32331

218.) 1980 ÷ 45 = 44

219.) 315 × 64 = 20160

220.) 2520 ÷ 56 = 45

221.) 167 × 78 = 13026

222.) 3240 ÷ 72 = 45

223.) 578 × 36 = 20808

224.) 4500 ÷ 75 = 60

225.) 837 × 47 = 39339

226.) 1984 ÷ 31 = 64

227.) 121 × 82 = 9922

228.) 1440 ÷ 48 = 30

229.) 672 × 57 = 38304

230.) 3600 ÷ 90 = 40

231.) 845 × 68 = 57460

232.) 2310 ÷ 77 = 30

233.) 512 × 39 = 19968

234.) 3150 ÷ 70 = 45

235.) 198 × 54 = 10692

236.) 8400 ÷ 120 = 70

237.) 986 × 74 = 72884

238.) 1458 ÷ 54 = 27

239.) 672 × 82 = 55024

240.) 5400 ÷ 120 = 45

241.) 753 × 29 = 21837

242.) 1884 ÷ 39 = 48

243.) 129 × 93 = 12099

244.) 5670 ÷ 90 = 63

245.) 854 × 71 = 60634

246.) 3240 ÷ 80 = 40.5

247.) 143 × 65 = 9295

248.) 7200 ÷ 150 = 48

429.) 961 × 47 = 45167

250.) 1260 ÷ 42 = 30

251.) 891 × 39 = 34749

252.) 5280 ÷ 110 = 48

253.) 759 × 62 = 47058

254.) 1440 ÷ 36 = 40

255.) 138 × 78 = 10764

256.) 3740 ÷ 59 = 63.39

257.) 999 × 84 = 83916

258.) 2520 ÷ 63 = 40

259.) 153 × 96 = 14688

260.) 4840 ÷ 88 = 55

261.) 761 × 95 = 72295

Sudoku

Warm Up

YOUR TASK : SOLVE THE SUDOKU EXERCISES

262.)
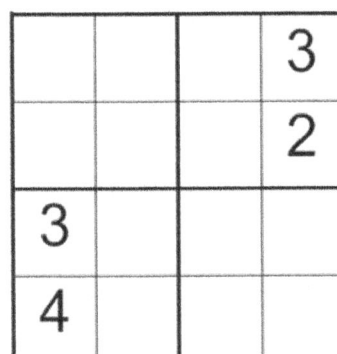

263.)
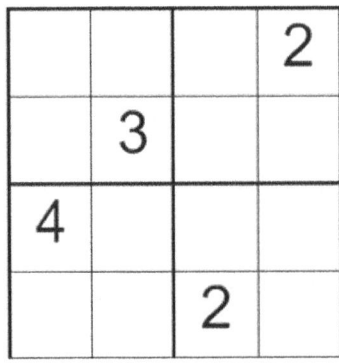

264.)
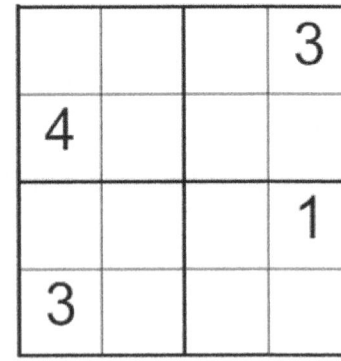

265.)
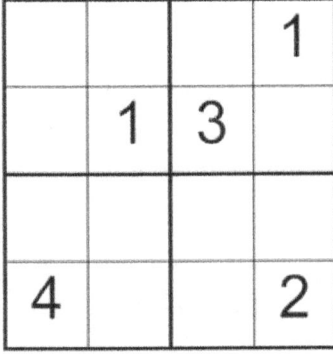

266.)
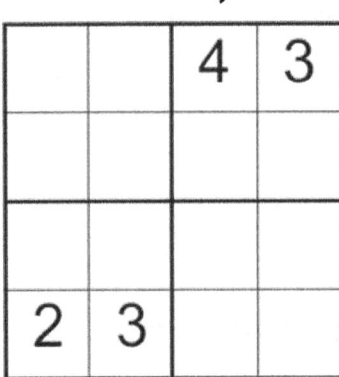

267.)

268.)
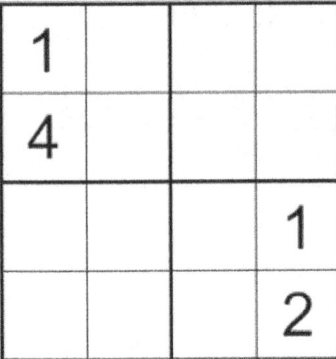

269.)

270.)

Easy

271.)

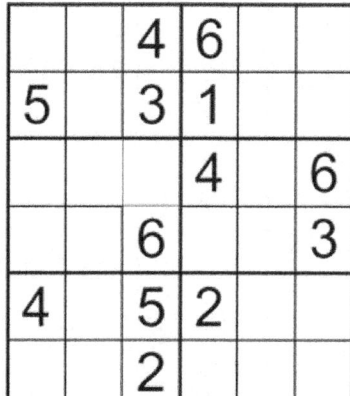

272.)

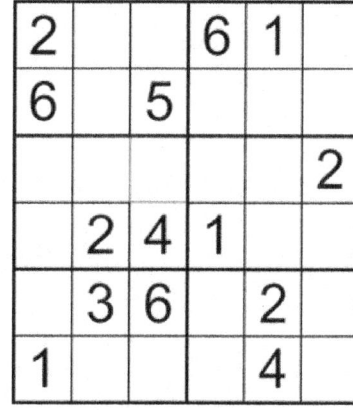

273.)

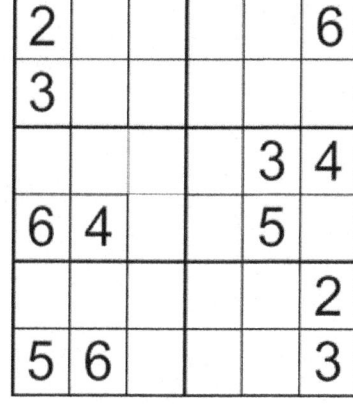

274.)

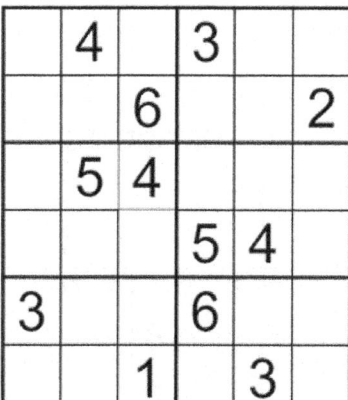

275.)

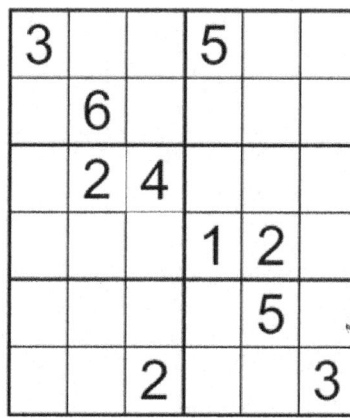

276.)

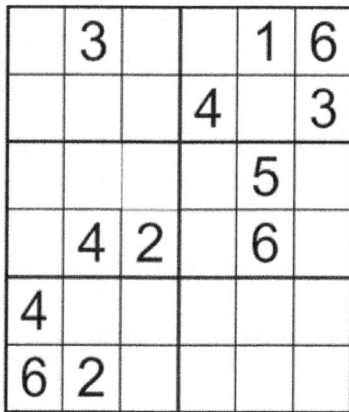

277.)

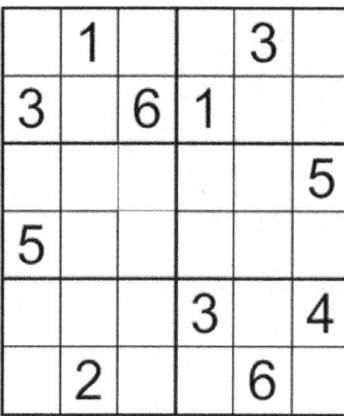

278.)

279.)

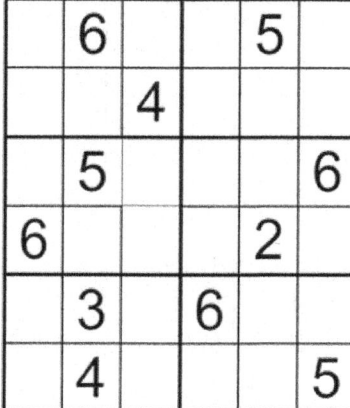

Medium

280.)

6	5	9		1		2	8	
				5			3	
2			8				1	
			1	3	5		7	
8			9					2
	3		7	8	6	4		
3		2			9			4
					1	8		
		8	7	6				

281.)

	6			7	2			1
8			1	3	6	5		
		3	4					
2			6	5			3	
		6			7		1	
			2			8	6	4
9		7		8	4			
	8				9		7	
			7	2	1		8	3

282.)

						9	2	
5	4			3		1		
		8		5	7			4
	5			8				3
9		3		4	6	8		
1		3					4	
	7	4						
3	6	1		7	9		8	
			6				3	7

283.)

7			8	4		2		5
	3		1	5		4		
		5		6			7	
	9		3	4	5	8		
	2	8	7			9		3
5		3	9		6			
	4	5	2			9		
		9	4		8			
8				1	7			

284.)

					7			
3	9		7		8	5	4	
8	6			5	4			
9		6		4	7			
1	3	4	2				9	
		5	8	1		9		4
5	4		9	2	3			8
				7		9		5
					1		3	

285.)

8	9		7	6	4	5		
		4		3				9
3	2	7	9					
	8			5	3		1	
				6		1		
6								4
7			4	9		8	3	
	9				8	2	7	

286.)

						7		
	7		1		5	9		
	8		3		2		1	6
6	5		4		9			3
		4						
			7	6				
9	1		6					
	2	7	9			4		
4		5	1					

287.)

	5	4	2			1	9	
1				6				
	2	9				6		
			9				6	4
	3	2	6		7		9	8
			3					
2		7		1	8		5	
					9		3	
		3	7	6	5	9		1

288.)

3	5	1			8	7		6
	4		7			1		
	7					9	5	4
8		4		2		6		
	3	2						
					1			3
7	1			4	6			5
	6		5	9			7	

51

Hard

289.)

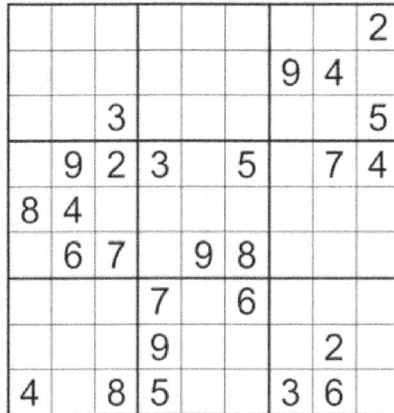

290.)

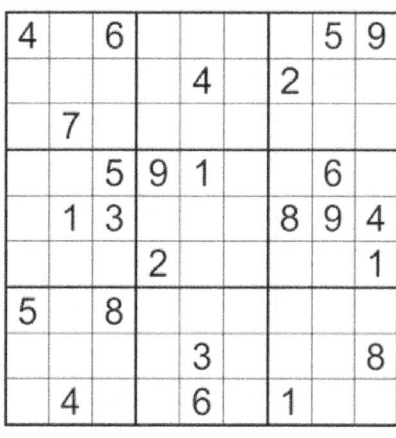

291.)

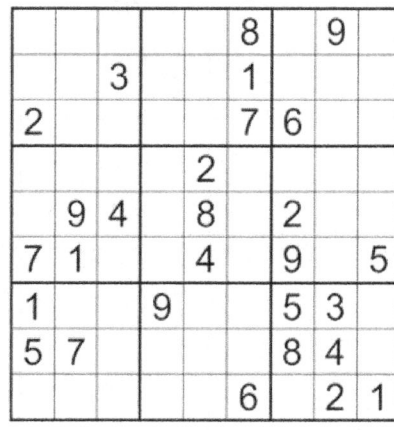

292.)

293.)

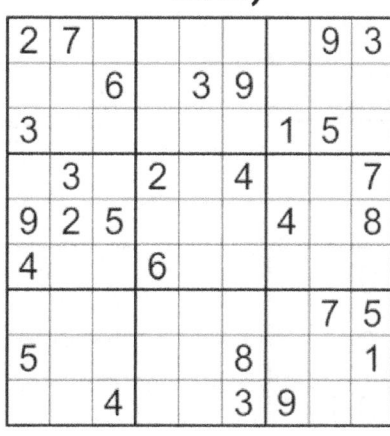

294.)

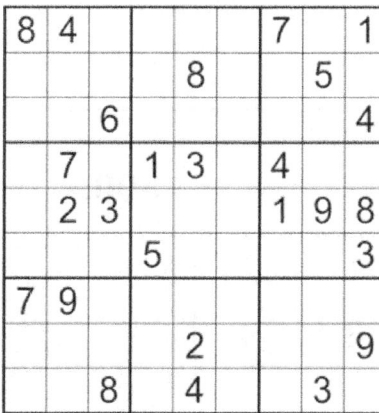

295.)

296.)

297.)

For Smart Seniors

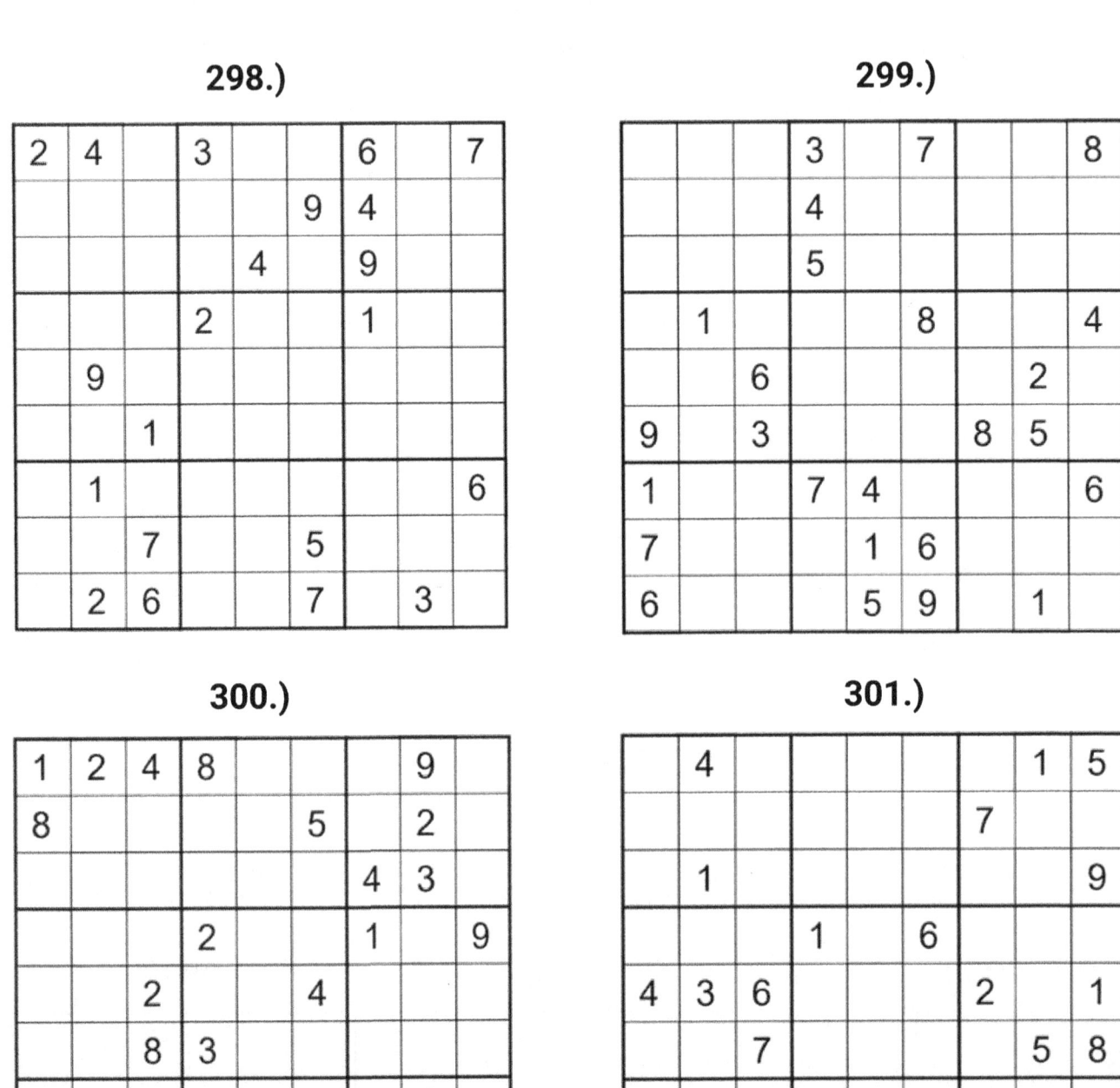

Solutions

Sudoku

262.)

2	4	1	3
1	3	4	2
3	1	2	4
4	2	3	1

263.)

1	4	3	2
2	3	4	1
4	2	1	3
3	1	2	4

264.)

1	2	4	3
4	3	1	2
2	4	3	1
3	1	2	4

265.)

3	4	2	1
2	1	3	4
1	2	4	3
4	3	1	2

266.)

1	2	4	3
3	4	2	1
4	1	3	2
2	3	1	4

267.)

2	3	4	1
4	1	3	2
3	2	1	4
1	4	2	3

268.)

1	3	2	4
4	2	1	3
2	4	3	1
3	1	4	2

269.)

3	1	2	4
4	2	1	3
2	3	4	1
1	4	3	2

270.)

3	1	2	4
2	4	3	1
4	3	1	2
1	2	4	3

271.)

1	2	4	6	3	5
5	6	3	1	4	2
3	5	1	4	2	6
2	4	6	5	1	3
4	3	5	2	6	1
6	1	2	3	5	4

272.)

2	4	3	6	1	5
6	1	5	2	3	4
3	6	1	4	5	2
5	2	4	1	6	3
4	3	6	5	2	1
1	5	2	3	4	6

273.)

2	5	4	3	1	6
3	1	6	4	2	5
1	2	5	6	3	4
6	4	3	2	5	1
4	3	1	5	6	2
5	6	2	1	4	3

274.)

5	4	2	3	6	1
1	3	6	4	5	2
6	5	4	1	2	3
2	1	3	5	4	6
3	2	5	6	1	4
4	6	1	2	3	5

275.)

3	4	1	5	6	2
2	6	5	3	4	1
1	2	4	6	3	5
5	3	6	1	2	4
4	1	3	2	5	6
6	5	2	4	1	3

276.)

2	3	4	5	1	6
1	5	6	4	2	3
3	6	1	2	5	4
5	4	2	3	6	1
4	1	5	6	3	2
6	2	3	1	4	5

277.)

2	1	5	4	3	6
3	4	6	1	5	2
1	3	2	6	4	5
5	6	4	2	1	3
6	5	1	3	2	4
4	2	3	5	6	1

278.)

4	1	5	3	6	2
2	3	6	4	5	1
6	2	4	5	1	3
1	5	3	6	2	4
3	6	2	1	4	5
5	4	1	2	3	6

279.)

3	6	1	4	5	2
5	2	4	1	6	3
4	5	2	3	1	6
6	1	3	5	2	4
2	3	5	6	4	1
1	4	6	2	3	5

280.)

6	5	9	3	1	4	2	8	7
1	8	7	6	5	2	4	3	9
2	3	4	8	9	7	5	1	6
4	2	6	1	3	5	9	7	8
8	7	1	9	4	6	3	5	2
5	9	3	2	7	8	6	4	1
3	1	2	5	8	9	7	6	4
7	6	5	4	2	1	8	9	3
9	4	8	7	6	3	1	2	5

281.)

4	6	5	8	7	2	3	9	1
8	9	2	1	3	6	5	4	7
7	1	3	4	9	5	6	2	8
2	4	1	6	5	8	7	3	9
3	8	6	9	4	7	2	1	5
5	7	9	2	1	3	8	6	4
9	2	7	3	8	4	1	5	6
1	3	8	5	6	9	4	7	2
6	5	4	7	2	1	9	8	3

282.)

7	3	6	8	1	4	9	2	5
5	4	9	6	3	2	1	7	8
2	1	8	9	5	7	3	6	4
6	5	4	2	8	1	7	9	3
9	2	3	7	4	6	8	5	1
1	8	7	3	9	5	2	4	6
8	7	5	4	2	3	6	1	9
3	6	1	5	7	9	4	8	2
4	9	2	1	6	8	5	3	7

283.)

7	6	1	8	4	9	2	3	5
9	3	2	1	5	7	4	6	8
4	8	5	2	6	3	1	7	9
1	9	7	6	3	4	5	8	2
6	2	8	7	1	5	9	4	3
5	4	3	9	8	2	6	1	7
3	7	4	5	2	6	8	9	1
2	1	9	4	7	8	3	5	6
8	5	6	3	9	1	7	2	4

284.)

4	1	5	6	9	2	7	8	3
3	9	2	7	1	8	5	4	6
8	6	7	3	5	4	1	2	9
9	2	6	8	4	7	3	5	1
1	3	4	2	6	5	8	9	7
7	5	8	1	3	9	2	6	4
5	4	1	9	2	3	6	7	8
2	8	3	4	7	6	9	1	5
6	7	9	5	8	1	4	3	2

285.)

8	9	1	7	6	4	5	2	3
5	4	6	3	1	2	7	8	9
3	2	7	9	8	5	1	6	4
9	8	4	2	5	3	6	1	7
2	7	3	6	4	1	9	5	8
6	1	5	8	7	9	3	4	2
7	5	2	4	9	6	8	3	1
4	6	9	1	3	8	2	7	5
1	3	8	5	2	7	4	9	6

286.)

1	4	2	5	9	6	3	7	8
3	7	6	8	1	4	5	9	2
5	8	9	3	7	2	4	1	6
6	5	1	4	8	9	7	2	3
7	3	4	2	5	1	8	6	9
2	9	8	7	6	3	1	5	4
9	1	3	6	4	7	2	8	5
8	2	7	9	3	5	6	4	1
4	6	5	1	2	8	9	3	7

287.)

3	8	6	5	4	2	7	1	9
1	5	4	9	7	6	2	8	3
7	2	9	1	8	3	6	4	5
5	7	8	2	9	1	3	6	4
4	3	2	6	5	7	1	9	8
9	6	1	8	3	4	5	7	2
2	9	7	3	1	8	4	5	6
6	1	5	4	2	9	8	3	7
8	4	3	7	6	5	9	2	1

288.)

3	5	1	4	9	8	7	2	6
2	4	9	7	6	5	1	3	8
6	7	8	1	3	2	9	5	4
8	9	4	5	2	3	6	1	7
1	3	2	6	8	7	5	4	9
5	6	7	9	1	4	2	8	3
7	1	3	2	4	6	8	9	5
4	2	6	8	5	9	3	7	1
9	8	5	3	7	1	4	6	2

289.)

6	8	4	1	5	9	7	3	2
7	5	1	8	3	2	9	4	6
9	2	3	6	7	4	1	8	5
1	9	2	3	6	5	8	7	4
8	4	5	2	1	7	6	9	3
3	6	7	4	9	8	2	5	1
2	3	9	7	4	6	5	1	8
5	1	6	9	8	3	4	2	7
4	7	8	5	2	1	3	6	9

290.)

4	3	6	1	2	8	7	5	9
9	5	1	7	4	6	2	8	3
8	7	2	3	5	9	4	1	6
7	8	5	9	1	4	3	6	2
2	1	3	6	7	5	8	9	4
6	9	4	2	8	3	5	7	1
5	2	8	4	9	1	6	3	7
1	6	7	5	3	2	9	4	8
3	4	9	8	6	7	1	2	5

291.)

6	4	7	5	3	8	1	9	2
9	5	3	2	6	1	4	7	8
2	8	1	4	9	7	6	5	3
8	6	5	7	2	9	3	1	4
3	9	4	1	8	5	2	6	7
7	1	2	6	4	3	9	8	5
1	2	8	9	7	4	5	3	6
5	7	6	3	1	2	8	4	9
4	3	9	8	5	6	7	2	1

292.)

9	7	4	6	1	3	5	2	8
5	8	3	4	2	7	6	9	1
6	1	2	5	9	8	7	3	4
1	3	5	9	7	6	8	4	2
8	6	7	1	4	2	9	5	3
2	4	9	3	8	5	1	6	7
3	5	1	8	6	4	2	7	9
4	2	8	7	5	9	3	1	6
7	9	6	2	3	1	4	8	5

293.)

2	7	1	4	5	6	8	9	3
8	5	6	1	3	9	7	2	4
3	4	9	8	2	7	1	5	6
6	3	8	2	9	4	5	1	7
9	2	5	3	7	1	4	6	8
4	1	7	6	8	5	2	3	9
1	8	3	9	4	2	6	7	5
5	9	2	7	6	8	3	4	1
7	6	4	5	1	3	9	8	2

294.)

8	4	2	3	5	9	7	6	1
1	3	7	6	8	4	9	5	2
9	5	6	2	7	1	3	8	4
6	7	9	1	3	8	4	2	5
5	2	3	4	6	7	1	9	8
4	8	1	5	9	2	6	7	3
7	9	5	8	1	3	2	4	6
3	6	4	7	2	5	8	1	9
2	1	8	9	4	6	5	3	7

295.)

7	6	5	2	9	3	4	8	1
1	2	4	7	8	6	3	5	9
8	3	9	5	1	4	2	6	7
2	5	7	1	3	8	9	4	6
9	1	6	4	2	5	7	3	8
3	4	8	6	7	9	1	2	5
6	8	1	3	4	7	5	9	2
4	9	2	8	5	1	6	7	3
5	7	3	9	6	2	8	1	4

296.)

1	6	7	5	3	4	2	8	9
5	8	9	7	1	2	4	6	3
3	2	4	8	9	6	5	7	1
8	9	2	3	6	7	1	5	4
4	7	1	9	2	5	8	3	6
6	3	5	1	4	8	9	2	7
7	4	8	6	5	1	3	9	2
2	5	3	4	7	9	6	1	8
9	1	6	2	8	3	7	4	5

297.)

7	3	1	2	6	5	8	9	4
6	4	5	9	8	3	1	7	2
8	2	9	4	7	1	5	3	6
4	1	7	6	3	9	2	5	8
2	6	3	8	5	4	7	1	9
5	9	8	1	2	7	4	6	3
3	5	4	7	9	2	6	8	1
9	8	2	5	1	6	3	4	7
1	7	6	3	4	8	9	2	5

For Smart Seniors

298.)

2	4	9	3	5	8	6	1	7
1	6	3	7	2	9	4	5	8
8	7	5	6	4	1	9	2	3
6	5	8	2	7	3	1	4	9
7	9	2	1	8	4	3	6	5
4	3	1	5	9	6	7	8	2
5	1	4	9	3	2	8	7	6
3	8	7	4	6	5	2	9	1
9	2	6	8	1	7	5	3	4

299.)

2	4	5	3	6	7	1	9	8
3	9	7	4	8	1	2	6	5
8	6	1	5	9	2	4	3	7
5	1	2	9	3	8	6	7	4
4	8	6	1	7	5	9	2	3
9	7	3	6	2	4	8	5	1
1	2	9	7	4	3	5	8	6
7	5	8	2	1	6	3	4	9
6	3	4	8	5	9	7	1	2

300.)

1	2	4	8	7	3	6	9	5
8	3	9	4	6	5	7	2	1
5	6	7	9	1	2	4	3	8
6	4	3	2	8	7	1	5	9
7	5	2	1	9	4	3	8	6
9	1	8	3	5	6	2	4	7
2	9	6	5	4	1	8	7	3
4	8	1	7	3	9	5	6	2
3	7	5	6	2	8	9	1	4

301.)

7	4	3	2	6	9	8	1	5
9	2	5	8	1	3	7	4	6
6	1	8	4	7	5	3	2	9
5	8	2	1	9	6	4	7	3
4	3	6	5	8	7	2	9	1
1	9	7	3	4	2	6	5	8
2	5	1	6	3	4	9	8	7
3	7	4	9	5	8	1	6	2
8	6	9	7	2	1	5	3	4

Country Puzzles

Warm Up

YOUR TASK : ANSWER THE COUNTRY SHAPE USING THE CLUES GIVEN

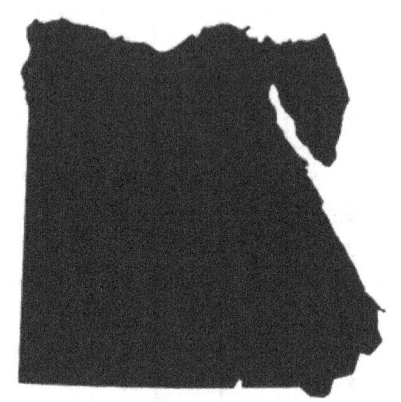

302.)

Population: About 111 million

Continent: Africa

Capital City Name: Cairo

Answer:

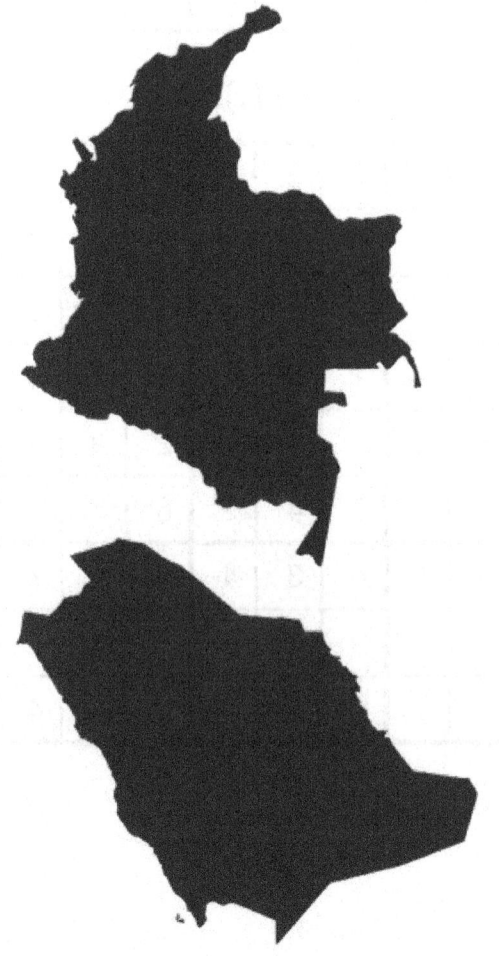

303.)

Population: About 52 million

Continent: South America

Capital City Name: Bogotá

Answer:

304.)

Population: About 37 million

Continent: Asia

Capital City Name: Riyadh

Answer:

Easy

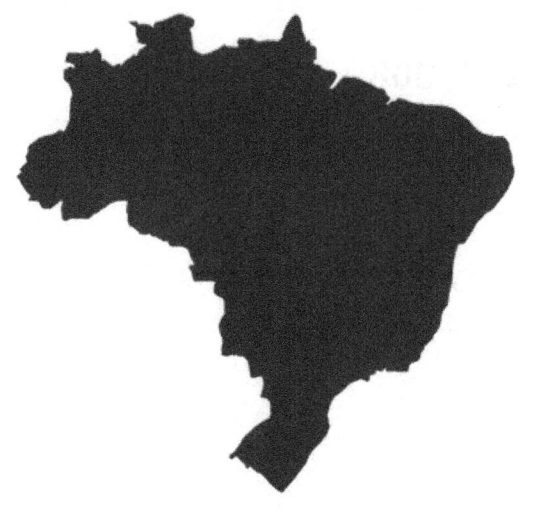

305.)

Population: About 217 million

Continent: South America

Capital City Name: Brasilia

Answer:

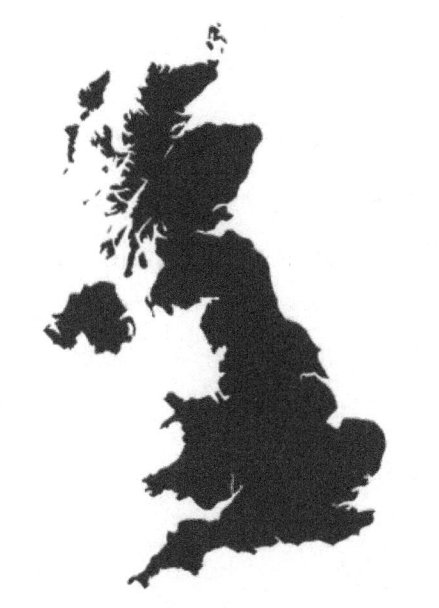

306.)

Population: About 67 million

Continent: Europe

Capital City Name: London

Answer:

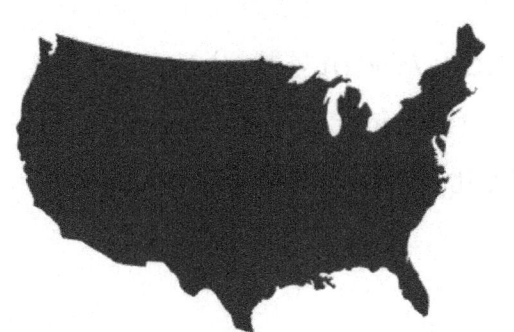

307.)

Population: About 333 million

Continent: North America

Capital City Name: Washington, D.C.

Answer:

Medium

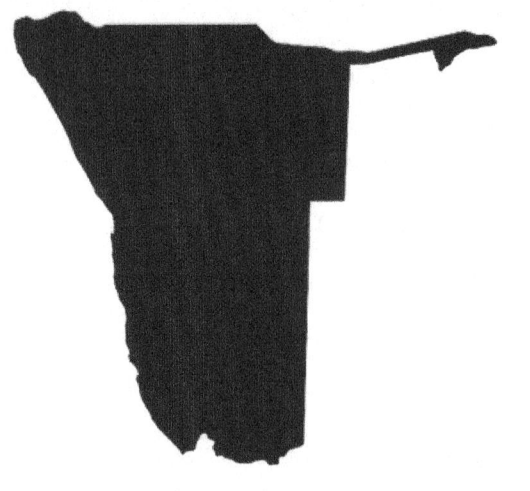

308.)

Population: About 2 million
Continent: Africa
Capital City Name: Windhoek
Answer:

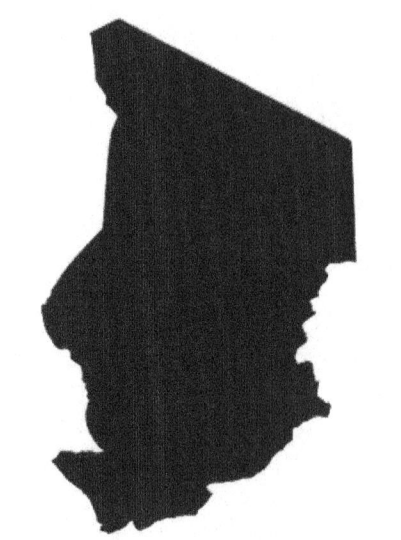

309.)

Population: About 18 million
Continent: Africa
Capital City Name: N'Djamena
Answer:

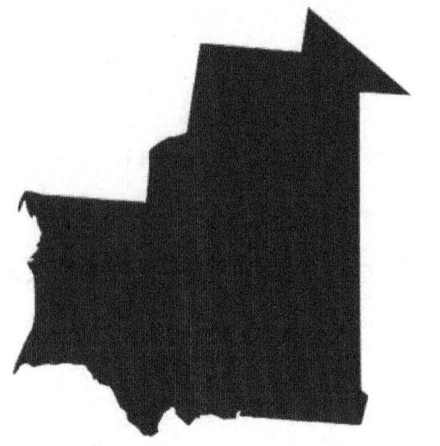

310.)

Population: About 4 million
Continent: Africa
Capital City Name: Nouakchott
Answer:

Medium

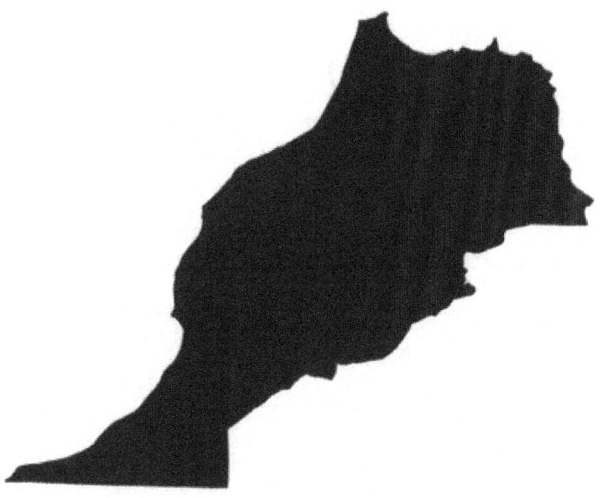

311.)

Population: About 37 million
Continent: North Africa
Capital City Name: Rabat
Answer:

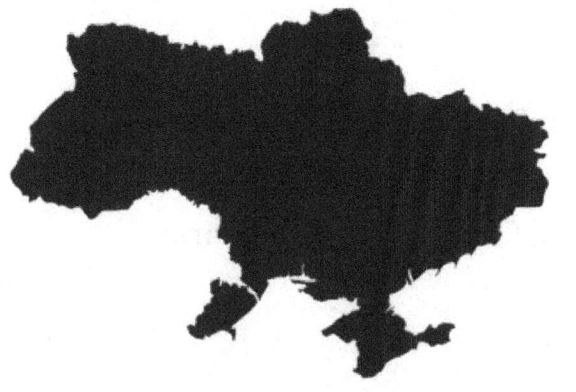

312.)

Population: About 37 million
Continent: Europe
Capital City Name: Kyiv
Answer:

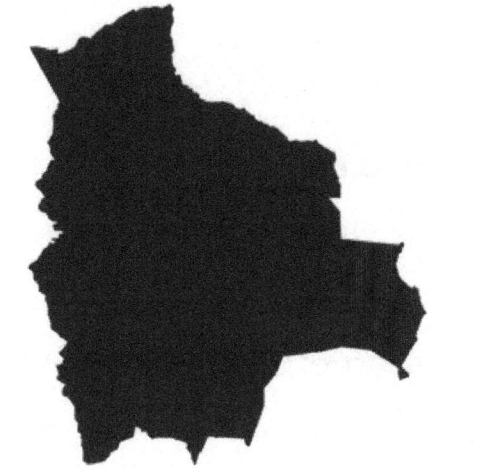

313.)

Population: About 12 million
Continent: South America
Capital City Name: La Paz/ Sucre
Answer:

Hard

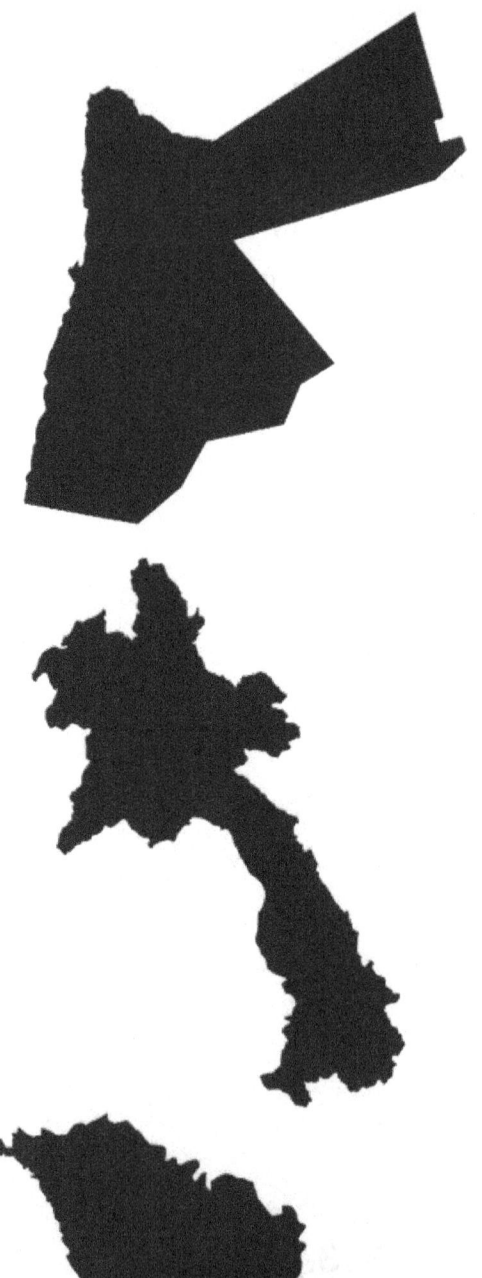

314.)

Population: About 11 million
Continent: Asia
Capital City Name: Amman
Answer:

315.)

Population: About 7 million
Continent: Asia
Capital City Name: Vientiane
Answer:

316.)

Population: About 3 million
Continent: Europe
Capital City Name: Chișinău
Answer:

For Smart Seniors

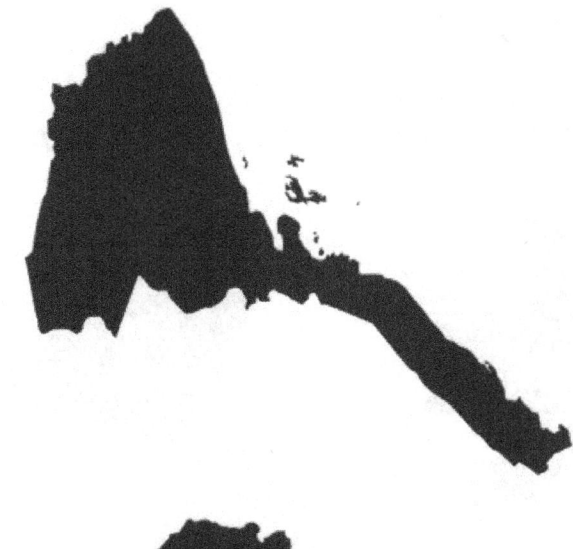

317.)

Population: About 3 million

Continent: Africa

Capital City Name: Asmara

Answer:

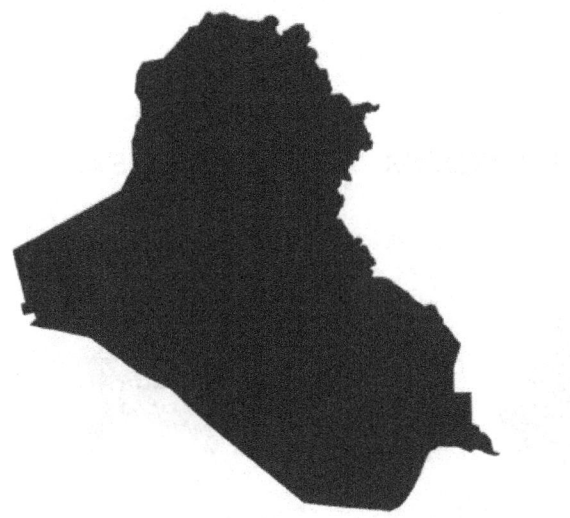

318.)

Population: About 46 million

Continent: Asia

Capital City Name: Baghdad

Answer:

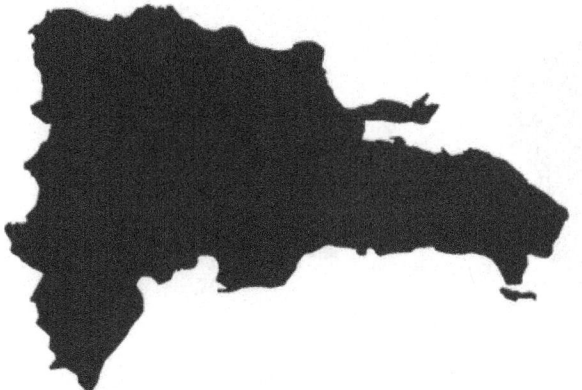

319.)

Population: About 11 million

Continent: North America

Capital City Name: Santo Domingo

Answer:

Solutions

Country Puzzles

302.) EGYPT

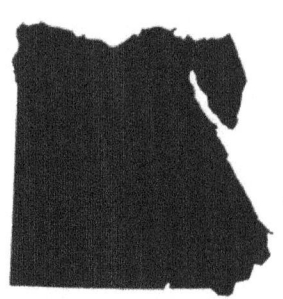

303.) COLOMBIA

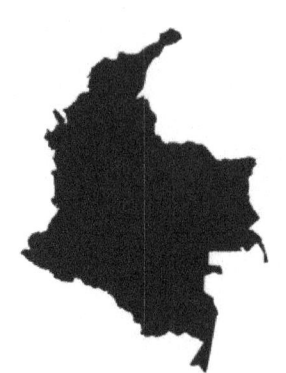

304.) SAUDI ARABIA

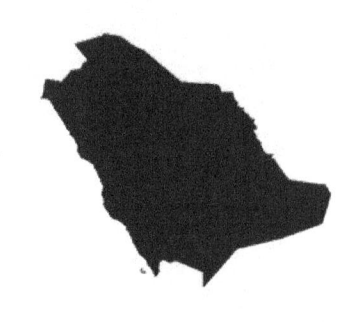

305.) BRAZIL

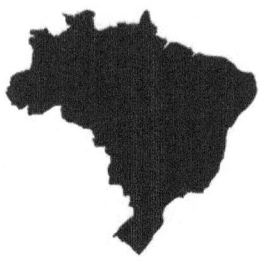

306.) UNITED KINGDOM

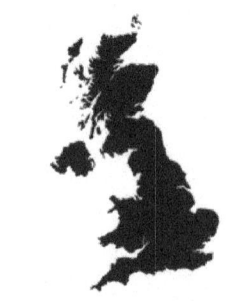

307.) USA

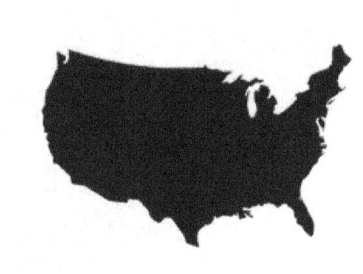

308.) NAMIBIA

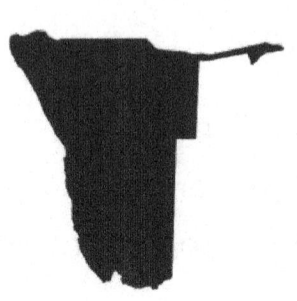

309.) CHAD

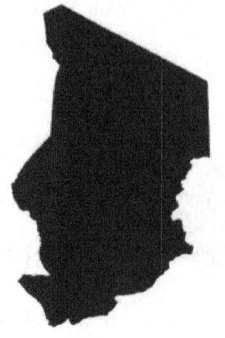

310.) MAURITANIA

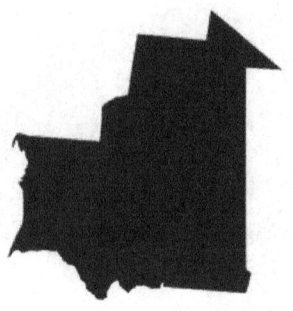

311.) MOROCCO **312.) UKRAINE** **313.) BOLIVIA**

314.) JORDAN **315.) LAOS** **316.) MOLDOVA**

317.) ERITREA **318.) IRAQ** **319.) DOMINICAN REPUBLIC**

Item Checklist

Warm Up

YOUR TASK : FIND AND CIRCLE THE ITEMS IN THE CHECKLIST

320.) SCHOOL

- [ ] Calculator
- [ ] Globe
- [ ] Pen
- [ ] Sharpener
- [ ] Book

321.) BEACH

- [ ] Coconut
- [ ] Shell
- [ ] Snorkel
- [ ] Sun
- [ ] Anchor

Easy

322.) KITCHEN

- [ ] Spoon
- [ ] Can Opener
- [ ] Bread Knife
- [ ] Bread Toaster
- [ ] Blender

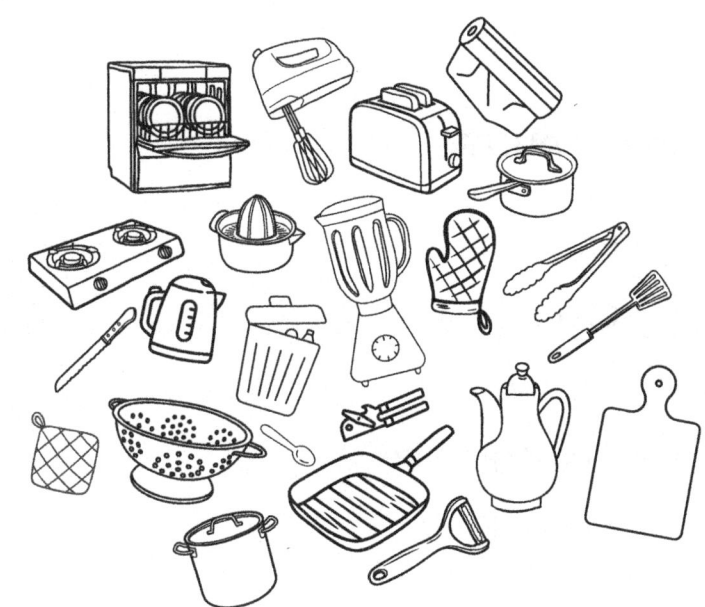

323.) BEDROOM

- [ ] Ceiling Fan
- [ ] Tea
- [ ] Sofa
- [ ] Basket
- [ ] Hat

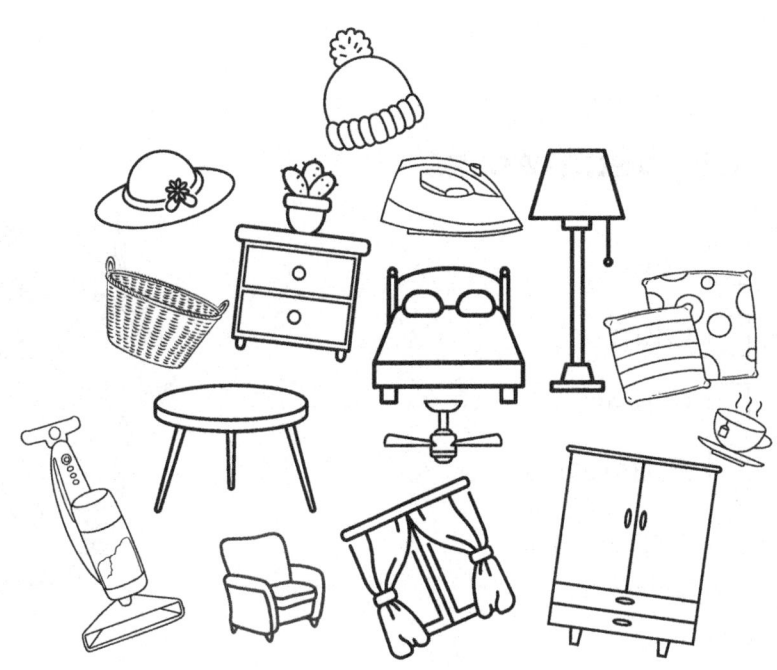

Medium

324.) FRUITS

- [ ] Fig Fruit
- [ ] Chico
- [ ] Lychee
- [ ] Pomegranate
- [ ] Snake Fruit

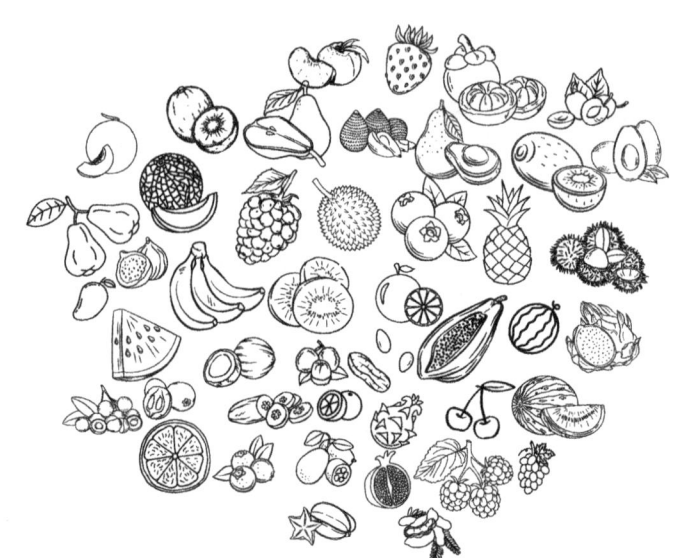

325.) VEGETABLES

- [ ] Leek
- [ ] Okra
- [ ] Olives
- [ ] Artichoke
- [ ] Asparagus

Hard

326.) INSECTS

- [ ] Termite
- [ ] Carpenter Ant
- [ ] Bee
- [ ] Rhinoceros Beetle
- [ ] Fly

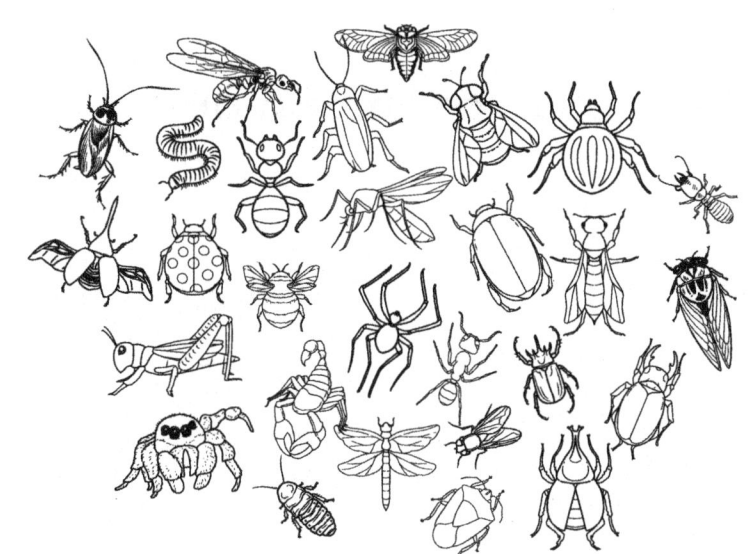

327.) BIRTH FLOWERS

- [ ] Marigold
- [ ] Carnation
- [ ] Chrysanthemum
- [ ] Gladiolus
- [ ] Lily of the Valley

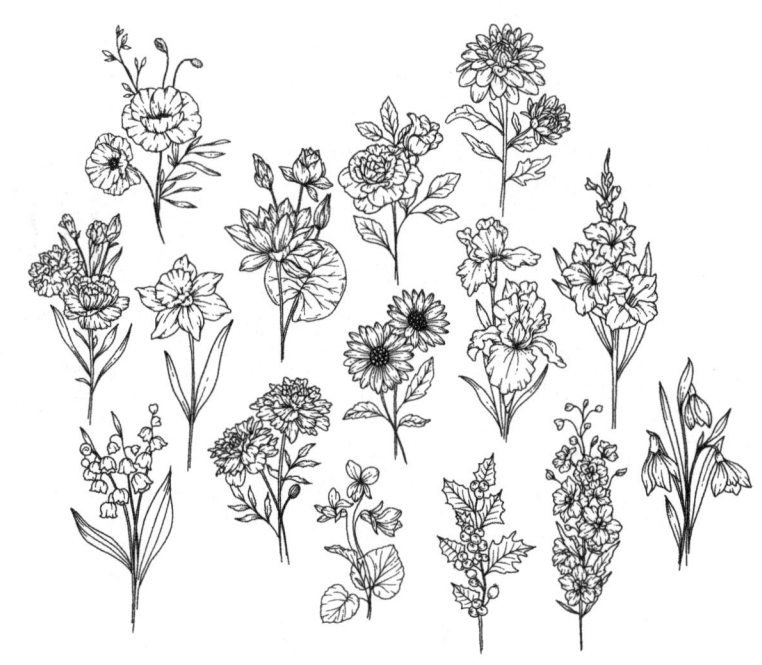

For Smart Seniors

328.) ZODIAC CONSTELLATION

- [ ] Virgo
- [ ] Aries
- [ ] Pisces
- [ ] Taurus
- [ ] Capricorn

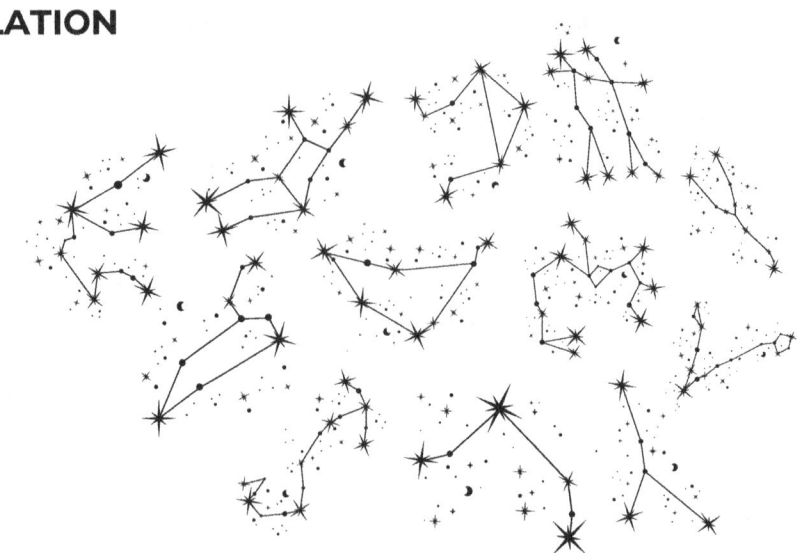

329.) HOROSCOPES

- [ ] Aquarius
- [ ] Leo
- [ ] Sagittarius
- [ ] Gemini
- [ ] Libra

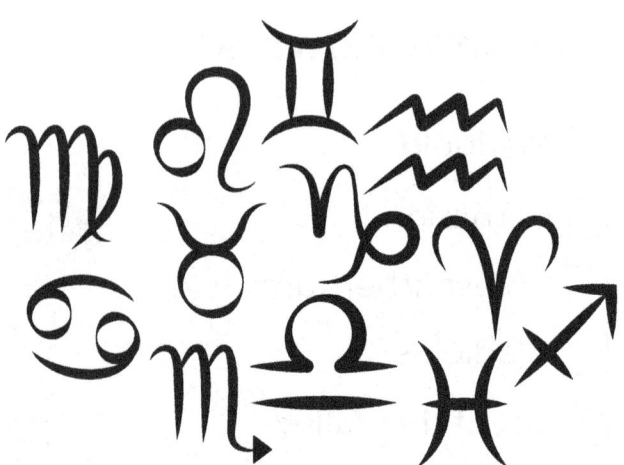

Solutions

Item Checklist

320.) SCHOOL
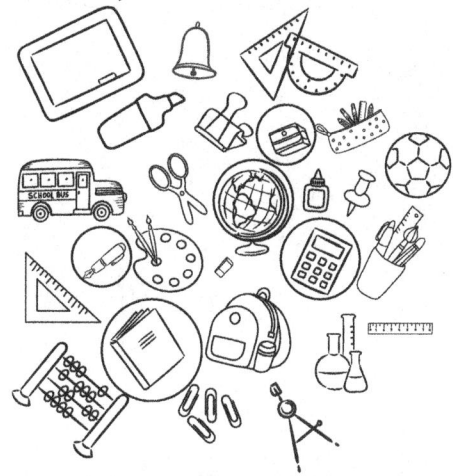

321.) BEACH
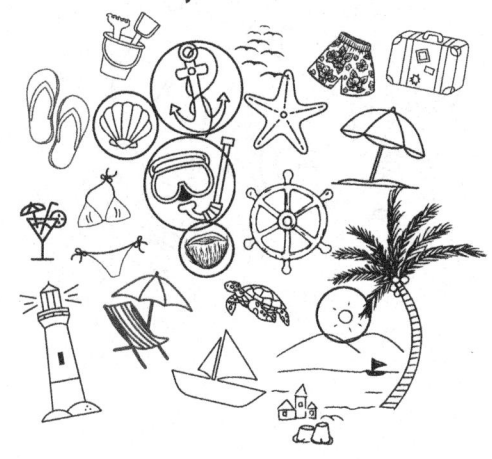

322.) KITCHEN
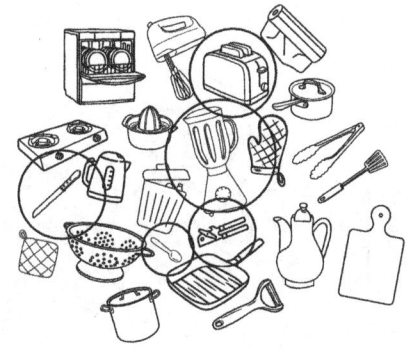

323.) BEDROOM
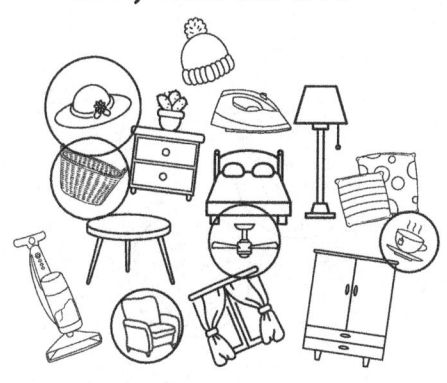

324.) FRUITS
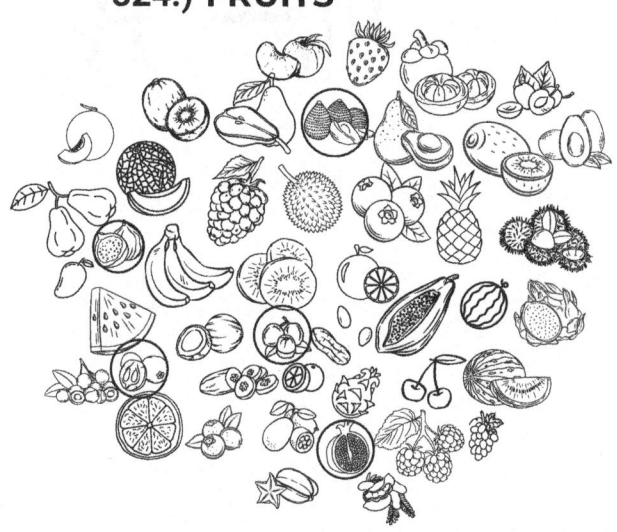

325.) VEGETABLES
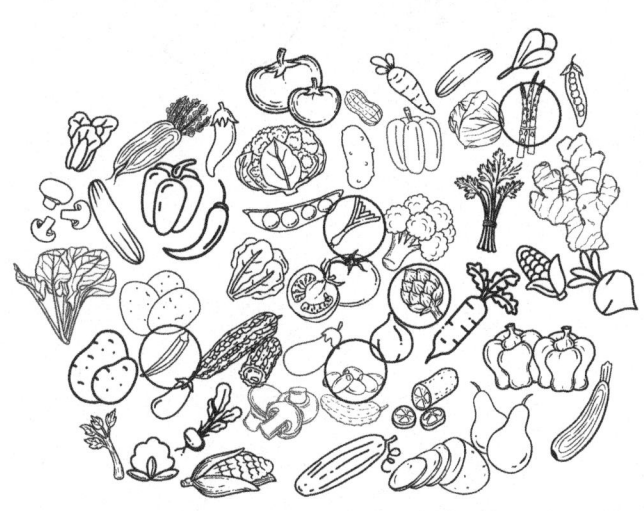

326.) INSECTS

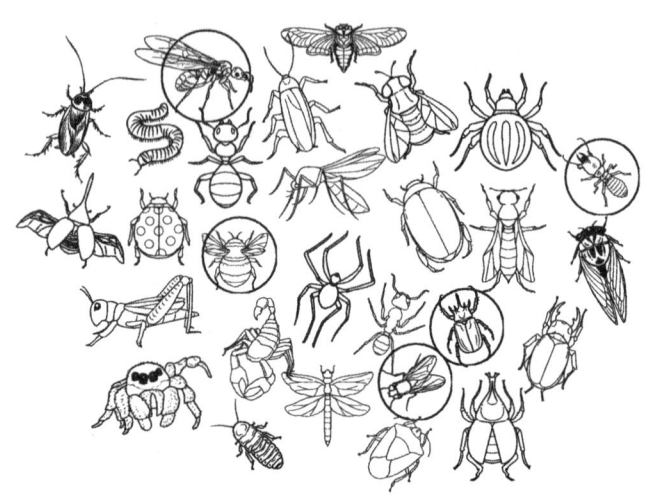

327.) BIRTH FLOWERS

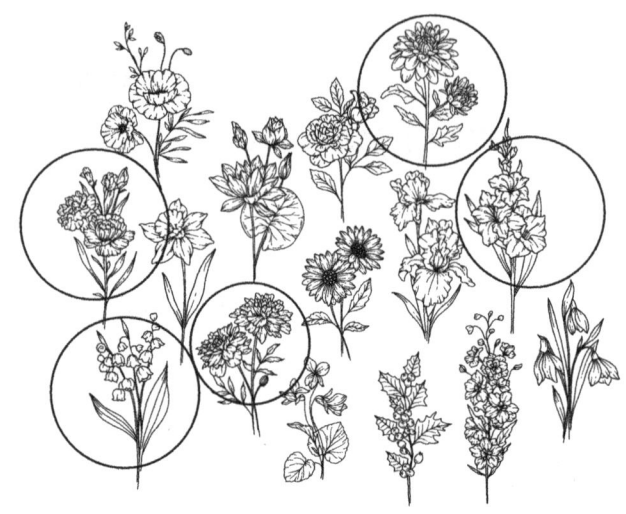

328.) ZODIAC CONSTELLATION

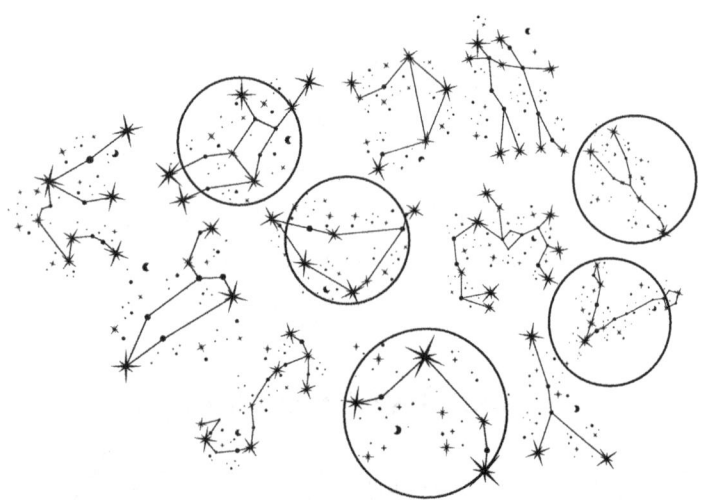

329.) HOROSCOPES

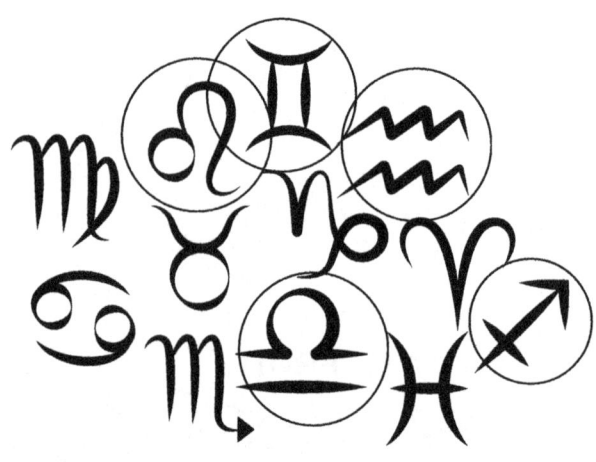

Quiz

Warm Up

YOUR TASK : ANSWER THE QUIZ BELOW

330.) Geography:
What is the capital of France?
a) Rome
b) Paris
c) Madrid
d) Berlin

331.) History:
True or False: The first President of the United States was George Washington.
a) True
b) False

332.) Literature:
Who wrote "Romeo and Juliet"?
a) William Shakespeare
b) Mark Twain
c) Charles Dickens
d) Jane Austen

333.) Music:
The Beatles were originally from which country?
a) United States
b) Australia
c) United Kingdom
d) Canada

334.) Science:
True or False: Water boils at 100 degrees Celsius.
a) True
b) False

335.) Movies:
Who played the character of Forrest Gump in the 1994 film?
a) Tom Hanks
b) Brad Pitt
c) Leonardo DiCaprio
d) Johnny Depp

336.) Sports:
Which sport is known as "the beautiful game"?
a) Basketball
b) Soccer
c) Baseball
d) Tennis

337.) Food:
True or False: A tomato is a vegetable.
a) True
b) False

Easy

338.) Art:
Who painted the "Mona Lisa"?
a) Vincent van Gogh
b) Pablo Picasso
c) Leonardo da Vinci
d) Michelangelo

339.) Nature:
What is the largest mammal in the world?
a) Elephant
b) Blue Whale
c) Giraffe
d) Hippopotamus

340.) Geography:
Which continent is the Sahara Desert located in?
a) Asia
b) Africa
c) South America
d) Europe

341.) History:
True or False: The Titanic sank in 1912.
a) True
b) False

342.) Literature:
What is the title of the first book in the "Harry Potter" series?
a) The Chamber of Secrets
b) The Goblet of Fire
c) The Philosopher's Stone (or The Sorcerer's Stone)
d) The Half-Blood Prince

343.) Music:
Elvis Presley is known as the "King of" what?
a) Rock and Roll
b) Jazz
c) Country
d) Pop

344.) Science:
True or False: The Earth revolves around the Sun.
a) True
b) False

345.) Movies:
In which movie did the character "Darth Vader" first appear?
a) Star Wars: A New Hope
b) Star Wars: The Empire Strikes Back
c) Star Wars: Return of the Jedi
d) Star Wars: The Phantom Menace

346.) Sports:
Which sport uses a net, a shuttlecock, and rackets?
a) Tennis
b) Badminton
c) Volleyball
d) Table Tennis

347.) Food:
True or False: Chocolate comes from cocoa beans.
a) True
b) False

Medium

348.) Geography:
What is the largest country by land area?
a) Canada
b) China
c) Russia
d) United States

349.) History:
True or False: The Berlin Wall fell in 1989.
a) True
b) False

350.) Literature:
Who wrote "Pride and Prejudice"?
a) Charlotte Brontë
b) Jane Austen
c) Emily Dickinson
d) Louisa May Alcott

351.) Music:
Which composer is known for his symphonies and was deaf for much of his life?
a) Mozart
b) Beethoven
c) Bach
d) Tchaikovsky

352.) Science:
True or False: An atom is the smallest unit of matter that retains the properties of an element.
a) True
b) False

353.) Movies:
In which year was the first "Harry Potter" movie released?
a) 1999
b) 2000
c) 2001
d) 2002

354.) Sports:
How many players are there on a standard soccer team (on the field at one time)?
a) 10   b) 11
c) 12   d) 13

355.) Food:
True or False: Sushi is always made with raw fish.
a) True
b) False

356.) Art:
Which artist painted the "Starry Night"?
a) Claude Monet
b) Pablo Picasso
c) Vincent van Gogh
d) Salvador Dalí

Hard

357.) Nature:
What is the tallest mountain in the world?
a) K2
b) Kangchenjunga
c) Mount Everest
d) Lhotse

358.) Geography:
The Amazon River flows through which continent?
a) Africa
b) Asia
c) South America
d) Australia

359.) History:
Who was the British Prime Minister during World War II?
a) Winston Churchill
b) Neville Chamberlain
c) Clement Attlee
d) Harold Macmillan

360.) Literature:
True or False: "To Kill a Mockingbird" was written by Harper Lee.
a) True
b) False

361.) Music:
Which band released the album "The Dark Side of the Moon"?
a) Led Zeppelin
b) Pink Floyd
c) The Rolling Stones
d) The Beatles

362.) Science:
What is the chemical symbol for gold?
a) Au   b) Ag
b) Pb   c) Fe

363.) Movies:
Who directed the movie "E.T. the Extra-Terrestrial"?
a) Steven Spielberg
b) George Lucas
c) James Cameron
d) Ridley Scott

364.) Sports:
True or False: The Olympics are held every four years.
a) True
b) False

365.) Food:
Which spice is derived from the crocus flower?
a) Cinnamon
b) Saffron
c) Nutmeg
d) Clove

366.) Art:
True or False: Michelangelo painted the ceiling of the Sistine Chapel.
a) True
b) False

For Smart Seniors

367.) Geography:
Which country is the smallest by land area?
a) Monaco
b) Vatican City
c) Nauru
d) San Marino

368.) History:
True or False: The Hundred Years' War was fought between France and England.
a) True
b) False

369.) Literature:
Which novel begins with the line, "Call me Ishmael"?
a) Moby-Dick
b) War and Peace
c) The Great Gatsby
d) Pride and Prejudice

370.) Music:
Who composed the famous piece "The Four Seasons"?
a) Johann Sebastian Bach
b) Ludwig van Beethoven
c) Antonio Vivaldi
d) Wolfgang Amadeus Mozart

371.) Science:
True or False: The human body has 206 bones.
a) True
b) False

372.) Movies:
Which movie won the Academy Award for Best Picture in 1972?
a) The Godfather
b) Rocky
c) Annie Hall
d) The French Connection

373.) Sports:
Which tennis player has won the most Wimbledon titles in the Open Era?
a) Roger Federer
b) Pete Sampras
c) Rafael Nadal
d) Novak Djokovic

374.) Food:
True or False: A soufflé is a type of French dessert.
a) True
b) False

375.) Art:
Who painted "Guernica," a mural depicting the horrors of war?
a) Pablo Picasso
b) Salvador Dalí
c) Vincent van Gogh
d) Claude Monet

376.) History:
True or False: Joan of Arc was executed for heresy.
a) True
b) False

For Smart Seniors

377.) Nature:
Which animal is known as the "ship of the desert"?
a) Camel
b) Elephant
c) Giraffe
d) Zebra

378.) Geography:
What is the longest river in South America?
a) Amazon River
b) Orinoco River
c) Paraguay River
d) Magdalena River

379.) History:
True or False: Joan of Arc was executed for heresy.
a) True
b) False

380.) Literature:
Who wrote the novel "1984"?
a) George Orwell
b) Aldous Huxley
c) Ray Bradbury
d) Ernest Hemingway

381.) Music:
Which composer wrote "The Marriage of Figaro"?
a) Wolfgang Amadeus Mozart
b) Ludwig van Beethoven
c) Johann Sebastian Bach
d) Franz Schubert

382.) Science:
True or False: The chemical symbol for silver is S.
a) True
b) False

383.) Movies:
Who directed the movie "Schindler's List"?
a) Steven Spielberg
b) Martin Scorsese
c) Quentin Tarantino
d) Francis Ford Coppola

384.) Sports:
True or False: Cricket is the national sport of India.
a) True
b) False

385.) Food:
Which type of pastry is used to make profiteroles?
a) Puff pastry
b) Choux pastry
c) Shortcrust pastry
d) Filo pastry

386.) Nature:
What is the chemical formula for ozone?
a) O_2
b) O_3
c) CO_2
d) H_2O

Solutions

Quiz

330.) B. Paris
331.) A. True
332.) A. William Shakespeare
333.) C. United Kingdom
334.) A. True
335.) A. Tom Hanks
336.) B. Soccer
337.) B. False
338.) C. Leonardo da Vinci
339.) B. Blue Whale
340.) B. Africa
341.) A. True
342.) C. The Philosopher's Stone (or The Sorcerer's Stone)
343.) A. Rock and Roll
344.) A. True
345.) A. Star Wars: A New Hope
346.) B. Badminton
347.) A. True
348.) C. Russia
349.) A. True
350.) B. Jane Austen
351.) B. Beethoven
352.) A. True
353.) C. 2001
354.) B. 11
355.) B. False
356.) C. Vincent van Gogh
357.) C. Mount Everest
358.) C. South America
359.) A. Winston Churchill
360.) A. True
361.) B. Pink Floyd
362.) A. Au
363.) A. Steven Spielberg
364.) A. True
365.) B. Saffron
366.) A. True
367.) B. Vatican City
368.) A. True
369.) A. Moby-Dick
370.) C. Antonio Vivaldi
371.) A. True
372.) A. The Godfather
373.) A. Roger Federer
374.) A. True
375.) A. Pablo Picasso
376.) A. True
377.) A. Camel
378.) A. Amazon River
379.) A. True
380.) A. George Orwell
381.) A. Wolfgang Amadeus Mozart
382.) B. False (Ag)
383.) A. Steven Spielberg
384.) A. True
385.) B. Choux pastry
386.) B. O3

Anagrams

Warm Up

YOUR TASK : ARRANGE THE LETTERS INTO CORRECT WORDS

387.) PEHL — H _____

388.) OOPL — P _____

389.) PPALE — A _____

390.) OOGD — G _____

391.) SGNI — S _____

392.) CARH — A _____

393.) CKOLC — C _____

394.) RDCA — C _____

395.) UNF — F _____

396.) KOBO — B _____

397.) EKCA — C _____

398.) NIKP — P _____

399.) TNCE — C _____

400.) IRHA — H _____

401.) ENGER — G _____

Easy

402.) ERTA — T _____

403.) ACER — R _____

404.) POTS — S _____

405.) TRAS — S _____

406.) IRES — R _____

407.) OTEN — N _____

408.) EMLI — M _____

409.) TSOP — P _____

410.) KTSA — T _____

411.) ADER — D _____

412.) PREO — R _____

413.) TBEI — B _____

414.) NSOW — S _____

415.) ATEM — T _____

416.) MEAF — F _____

417.) DLGO — G _____

418.) RFIE — F _____

419.) SENT — N _____

Medium

420.) UFNIRUTRE   F _____

421.) ATHENELP   E _____

422.) FIBULAUTE   B _____

423.) FALTERLAW   W _____

424.) ANOSMICHP   C _____

425.) ALIUTTERER   L _____

426.) DAUNETREV   A _____

427.) ERFINDPISH   F _____

428.) AKELBLBSTA   B _____

429.) AWNBIRO   R _____

430.) BELTTURFY   B _____

431.) CELTOCHOA   C _____

432.) HINESSUN   S _____

433.) AUTERSER   T _____

434.) NEPALPIPE   P _____

435.) EGANTEL   E _____

436.) ENJRYOU   J _____

437.) ARYLRIB   L _____

Hard

438.) DENITSP — S _____

439.) ARESHCL — C _____

440.) ESTFURL — F _____

441.) ACRENTS — T _____

442.) ASNETCH — C _____

443.) APBELMER — P _____

444.) CARENHTS — S _____

445.) AFRRECTI — C _____

446.) AMPNOTH — P _____

447.) AFTFLUE — F _____

448.) ALYCERN — L _____

449.) AECNORM — R _____

450.) CARPELNA — P _____

451.) ELSUPRA — P _____

452.) RAMARUED — M _____

453.) ANDCLING — C _____

454.) CELTSRA — S _____

455.) ELFRTUS — R _____

For Smart Seniors

456.) CALEPHENOL   C _____

457.) DENSCONCED   C _____

458.) BRUTUNLET   T _____

459.) HEPARPARAS   P _____

460.) ADGIRTIVY   G _____

461.) BEIOUSQUOS   O _____

462.) ABATORICC   A _____

463.) ISOUNUMVOL   V _____

464.) BYRLEHOPE   H _____

465.) ACSAICOUP   C _____

466.) AHEMREPEL   E _____

467.) LENTOQUE   E _____

468.) ABIECART   B _____

469.) DITAPYLIC   P _____

470.) GENTTAN   T _____

471.) PCTICYR   C _____

472.) ASFICHU   F _____

473.) IBMSTAG   G _____

Solutions

Anagrams

387.) HELP
388.) POOL
389.) APPLE
390.) GOOD
391.) SING
392.) ARCH
393.) CLOCK
394.) CARD
395.) FUN
396.) BOOK
397.) CAKE
398.) PINK
399.) CENT
400.) HAIR
401.) GREEN
402.) TEAR
403.) RACE
404.) STOP
405.) STAR
406.) RISE
407.) NOTE
408.) MILE
409.) POST
410.) TASK
411.) DARE
412.) ROPE
413.) BITE
414.) SNOW
415.) TAME

416.) LACE
417.) FAME
418.) GOLD
419.) FIRE
420.) FURNITURE
421.) ELEPHANT
422.) BEAUTIFUL
423.) WATERFALL
424.) CHAMPIONS
425.) LITERATURE
426.) ADVENTURE
427.) FRIENDSHIP
428.) BASKETBALL
429.) RAINBOW
430.) BUTTERFLY
431.) CHOCOLATE
432.) SUNSHINE
433.) TREASURE
434.) PINEAPPLE
435.) ELEGANT
436.) JOURNEY
437.) LIBRARY
438.) STIPEND
439.) CLASHER
440.) FLUSTER
41.) TRANCES
442.) CHASTEN
443.) PREAMBLE
444.) SNATCHER

445.) CRAFTIER
446.) PHANTOM
447.) FATEFUL
448.) LARCENY
449.) ROMANCE
450.) PARLANCE
451.) PERUSAL
452.) MARAUDER
453.) CANDLING
454.) SCARLET
455.) RESTFUL
456.) CELLOPHANE
457.) CONDESCEND
458.) TURBULENT
459.) PARAPHRASE
460.) GRAVIDITY
461.) OBSEQUIOUS
462.) ACROBATIC
463.) VOLUMINOUS
464.) HYPERBOLE
465.) CAPACIOUS
466.) EPHEMERAL
467.) ELOQUENT
468.) BACTERIA
469.) PLACIDITY
470.) TANGENT
471.) CRYPTIC
472.) FUCHSIA
473.) GAMBITS

Categorize

Warm Up

YOUR TASK : MATCH THE APPROPRIATE TERMS TO THE CATEGORY

Frame   Paris   Giraffe   Math
Kangaroo
Sydney   Pizza   Money   Penguin
Guitar
Elephant   Chalk   Cairo
Tokyo   Avocado
Wallet
Sushi   Phone   Dolphin
Picture
Science
New York   Chair   Cake
Tacos

474.)

| FOOD | PLACES | ANIMALS |

Easy

Toilet Paper Holder Sink Pantry Bed

Rug

Bookshelf Nightstand Shampoo

Mirror Television

Shower Wardrobe

Utensils Coffee Table

Towel Cutting Board

Bath Mat Blanket

Toilet

Pillow Dish Rack

Pots and Pans

Soap Dispenser Sofa Toothbrush Holder

475.)

| LIVING ROOM | KITCHEN | BEDROOM |

Medium

China   Paris   France   Jamaica

                                   Peru
Sydney   India   Germany
           Chile   Egypt
                     Canada   Mexico
Italy   Nigeria
                               Argentina   Cuba
        Japan   Thailand
                                    South Korea
Spain   United Kingdom
                               Colombia

476.)   Brazil   Morocco   United States

| ASIA | EUROPE | SOUTH AMERICA |

Hard

Endometriosis Pelvic Inflammatory Disease Gastroesophageal Reflux Disease

Prostatitis

Alzheimer's Disease   Polycystic Ovary Syndrome   Erectile Dysfunction

Interstitial Cystitis

Chronic Kidney Disease   Urinary Incontinence   Ulcerative Colitis

Crohn's Disease   Epilepsy

Amyotrophic Lateral Sclerosis   Parkinson's Disease   Kidney Stones

Irritable Bowel Syndrome   Urinary Tract Infection   Multiple Sclerosis   Celiac Disease

477.)

| REPRODUCTIVE SYSTEM | NERVOUS SYSTEM | DIGESTIVE SYSTEM |

For Smart Seniors

Pad Thai Gazpacho
  Guacamole Tibs Green Curry
Churros   Som Tum
   Jamón Ibérico Croquetas
     Enchiladas
 Shiro Chiles en Nogada
   Injera
     Pozole Quesadillas
 Kitfo   Doro Wat
   Mole   Empanadas
    Tacos   Paella
Milanesa   Tamales Paella
   Sopes
     Tom Yum
 Chimichurri Flan Asado   Goong
478.) Sauce

| THAILAND | ETHIOPIA | SPAIN |

Solutions

Categorize

474.)

FOOD	Avocado, Cake, Sushi, Tacos, Pizza
PLACES	New York, Paris, Tokyo, Sydney, Cairo
ANIMALS	Penguin, Giraffe, Elephant, Dolphin, Kangaroo

475.)

LIVING ROOM	Sofa, Coffee Table, Television, Bookshelf, Rug
KITCHEN	Pots and Pans, Utensils, Cutting Board, Dish Rack, Pantry
BEDROOM	Bed, Pillow, Blanket, Wardrobe, Nightstand

476.)

ASIA	China, India, South Korea, Japan, Thailand
EUROPE	Paris, France, Spain, Italy, United Kingdom
SOUTH AMERICA	Brazil, Argentina, Peru, Colombia, Chile

477.)

REPRODUCTIVE SYSTEM	Endometriosis, Pelvic Inflammatory Disease, Polycystic Ovary Syndrome, Erectile Dysfunction, Prostatitis
NERVOUS SYSTEM	Alzheimer's Disease, Parkinson's Disease, Multiple Sclerosis, Epilepsy, Amyotrophic Lateral Sclerosis
DIGESTIVE SYSTEM	Gastroesophageal Reflux Disease, Crohn's Disease, Ulcerative Colitis, Irritable Bowel Syndrome, Celiac Disease

478.)

THAILAND	Pad Thai, Tom Yum Goong, Green Curry, Som Tum Massaman Curry
ETHIOPIA	Injera, Doro Wat, Kitfo, Shiro, Tibs
SPAIN	Paella, Gazpacho, Jamón Ibérico, Churros, Croquetas

Rhyming Puzzle

Medium

YOUR TASK : SOLVE THE RHYMING PUZZLE WITH THE CORRECT TERM

479.)
A warrior amongst the flowers, he bears a thrusting sword.
He uses it whenever he must, to defend his golden hoard.

480.)
It stands upright and can be quite grand.
Its secret is not hidden but right at hand.
What is it?

481.)
I have an eye but cannot see,
You'll head inside when you see me.

482.)
I can generate fear and some say I come out of your ears.
I am as quiet as a mouse but not welcomed in the house.
What am I?

483.)
The more you take, the more you leave behind. What am I?

484.)
It gets passed among men and builds without growing.
It serves to injure from a source unknowing. What is it?

485.)
This has no beginning, middle or end,
and all the greatest thinkers see it but can't comprehend.
What is it?

486.)
I have a bed, but I do not sleep. I have a mouth, but I do not eat. What am I?

487.)
I'm always hungry, I must always be fed. The finger I touch will soon turn red. What am I?

488.)
I'm tall in the morning and short in the noon.
I disappear at night but I will be back soon.

Medium

489.)

Digital white-out. What am I?

490.)

They try to beat me, they try in vain.
And when I win, I end the pain.

491.)

You saw me where I could not be.
Yet, often you see me. What am I?

492.)

I have keys but open no locks. I have space but no room. You can enter but not go outside. What am I?

493.)

I am good at concealing what's real and hide what's true. Sometime, I bring out the courage in you! What am I?

494.)

Strip the skin under my skin, and my flesh you'll reveal.
It tastes sweet and tart, now throw out the peel. What is it?

495.)

By Moon or by Sun, I shall be found.
Yet I am undone, if there's no light around.

496.)

You use this to clean although it is small. If you forget it, your smile will appall. What is it?

497.)

Black within and red without,
With four corners round about. What am I?

498.)

For me, much blood has been shed. I have two faces but only bear one head. What am I?

499.)

Flat as a leaf, round as a ring. Has two eyes, can't see a thing.

500.)

I go all around the world, but never leave the corner. What am I?

Hard

501.)

My first, though water,
cures no thirst,
My next alone has soul,
And when he lives upon my first,
He then is called my whole.

502.)

Thirty men and ladies two,
gathered for a festive do;
Dressed quite formal,
black and white;
soon movement turned
to nasty fight.

503.)

It's small but larger than a bee,
And agile as a flea.
It humms but does not buzz,
And it's not covered with fuzz.
It is a small collector,
Of juicy flower nectar.

504.)

I march before armies,
a thousand salute me.
My fall can bring victory,
but no one would shoot me.
The wind is my lover, one-legged
am I. Name me and see me at
home in the sky.

505.)

What has a heart that doesn't beat?

506.)

A prickly house a little host contains;
The pointed weapons keep back
from pains,
So he, unarmed, safe in his fort
remains.

507.)

Violet, indigo, blue and green,
yellow, orange and red;
these are the colors you have seen
after the storm has fled.
What am I?

508.)

The land was white the seed was
black.
It'll take a good scholar to riddle me
that.

509.)

Never alive but practically extinct.
How we miss the letters pressing
the ribbon of ink.
What is it?

510.)

You must keep this thing, its loss will
affect your brothers.
For once yours is lost, it will soon be
lost by others.
What is it?

Hard

511.)

It's in the church, but not in the steeple;
It's in the parson, but not in the people;
It's in the oyster, but not in the shell;
It's in the clapper, but not in the bell.

512.)

Ancient and majestic,
great big piles of stones,
Used to encase both
riches and bones.
Seen from certain angles,
They look like big
triangles.

513.)

It is by nature, soft as silk;
A puffy cloud, white as milk;
Snow tops this tropical crop;
The dirtiest part of a mop.

514.)

My voice is tender, my waist is slender and I'm often invited to play.
Yet wherever I go, I must take my bow or else I have nothing to say.
What am I?

515.)

With thieves I consort,
With the Vilest, in short,
I'm quite at ease in depravity,
Yet all divines use me,
And savants can't lose me,
For I am the century of gravity.

516.)

I can trap many different things and colors, ever changing, not boring. Look closely and you may find yourself also caught in my trap.

517.)

A container holding water but not a cup. If you want to find me, look up. What am I?

518.)

I have legs but walk not, a strong back but work not. Two good arms but reach not. A seat but sit and tarry not.

519.)

Written on with words of white,
Has the color of the night,
Is the teacher's best delight,
And a student's daily fright.

For Smart Seniors

520.)

A hundred years I once did live,
and often wholesome food did give,
yet all that time I ne'er did roam,
so much as a half a mile from my home,
my days were spent devoid of strife,
until at last I lost my life.
And since my death – I pray give ear,
I oft have traveled far and near.

521.)

Though I do not speak, I oft impart
The secret wishes of the heart;
I may deceive, may make amends,
May create foes, and yet make friends.
The harshest anger I can disarm,
Such is the power of my charm.

522.)

In marble halls as white as milk,
lined with a skin as soft as silk.
Within a fountain crystal-clear.
A golden apple doth appear.
No doors there are to this stronghold,
yet thieves break in and steal the gold.

523.)

I'm a slippery fish in a cloudy sea;
Neither hook nor spear will capture me;
With your hand you must hunt down this
fish, to see that it ends up in the dish.

524.)

You take my clothes off when you
put your clothes on. What am I?

525.)

When one does not know what
it is, then it is something; but
when one knows what it is, then
it is nothing.

526.)

I am a three letter word. Add
two more letters and you'll have
fewer. What word am I?

527.)

To you, rude would I never be,
Though I flag my tongue for all
to see.

528.)

A single syllable do I claim,
black was my most famous
name; Fetal to mortals here
below, thousands have I slain
in a single blow.

529.)

My first is twice in apple but
not once in tart.
My second is in liver but not in
heart.
My third is in giant and also in
ghost.
Whole I'm best when I am
toast.

Solutions

Rhyming Puzzle

479.) DARKNESS
480.) PIANO
481.) STORM
482.) SMOKE
483.) FOOTSTEPS
484.) LIE
485.) SPACE
486.) RIVER
487.) FIRE
488.) SHADOW
489.) DELETE
490.) DEATH
491.) REFLECTION
492.) KEYBOARD
493.) MAKE UP
494.) ORANGE
495.) SHADOW
496.) TOOTHBRUSH
497.) CHIMNEY
498.) COIN
499.) BUTTON
500.) LAMP
501.) SEAMAN
502.) CHESS
503.) HUMMINGBIRD
504.) FLAG
505.) ARTICHOKE
506.) HEDGEHOG
507.) RAINBOW
508.) BOOK
509.) TYPEWRITER
510.) TEMPER
511.) R
512.) PYRAMIDS
513.) COTTON
514.) VIOLIN
515.) V
516.) MIRROR
517.) COCONUT
518.) CHAIR
519.) BLACKBOARD
520.) TREE
521.) SMILE
522.) EGG
523.) SOAP
524.) HANGER
525.) TREE
526.) FEW
527.) DOG
528.) PLAGUE
529.) PIG

Math Squares

Warm Up

YOUR TASK : FILL THE MISSING NUMBERS INSIDE THE SQUARES

530.)

7	+		+		12
+	■	-	■	+	
	+	5	-		-2
+	■	-	■	-	
6	-	8	+		1
15		-12		10	

531.)

	+	4	+		12
+	■	-	■	+	
	+	1	-	3	5
-	■	+	■	+	
	+		+		22
4		11		18	

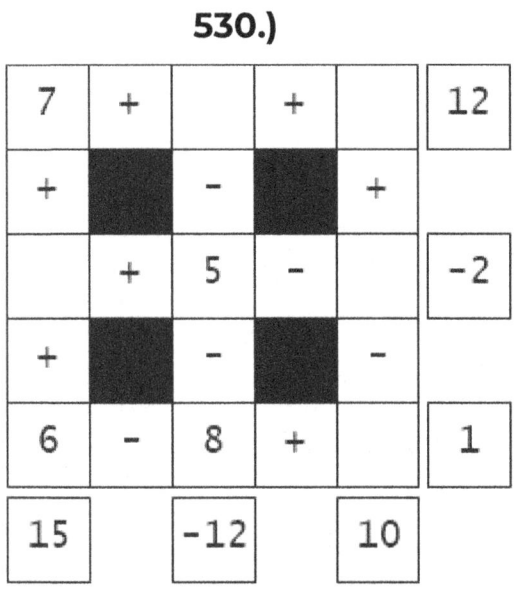

532.)

9	+		+	5	16
+	■	+	■	+	
7	+	8	-		6
+	■	+	■	+	
	+	7	+		17
16		17		12	

533.)

	+		+		17
+	■	-	■	-	
7	+	2	+		18
+	■	+	■	+	
	-	1	-		-4
18		3		2	

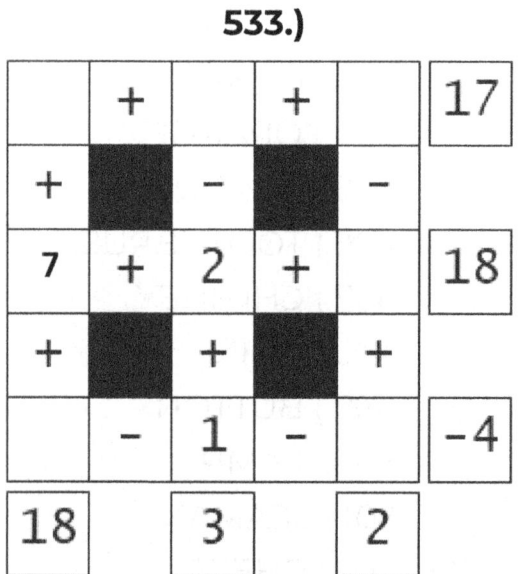

Easy

534.)

	+	3	−		+	14	11
+	■	−	■	−	■	−	
11	−		+		−		4
−	■	+	■	+	■	+	
8	−		+	4	−	5	−5
+	■	+	■	+	■	−	
6	+		−	16	−		−18
16		14		23		−5	

535.)

3	+		+	4	+	10	24
+	■	+	■	−	■	+	
5	−		+		−		−9
−	■	+	■	+	■	−	
	−	8	+	16	+	2	24
−	■	−	■	+	■	+	
6	−	9	+	13	−		9
−12		21		21		20	

536.)

	−		+	15	+		21
−	■	−	■	−	■	−	
	−	10	−		−	7	−18
+	■	+	■	−	■	+	
	−	16	+	6	−	13	−19
+	■	+	■	−	■	−	
11	−	14	−	9	+	12	0
17		25		−2		2	

537.)

2	−		−		+		−5
−	■	+	■	+	■	−	
3	+	14	−		+	10	23
−	■	+	■	−	■	+	
	−	9	−	7	+	13	12
+	■	−	■	+	■	−	
	−	16	−	5	+	11	−2
−8		8		14		−2	

Medium

538.)

	+	6	−	3	+		×		266
×	■	×	■	−	■	+	■	×	
7	−		+		−		−		−3
+	■	−	■	−	■	−	■	+	
	+		−		×	11	−	21	−89
+	■	+	■	−	■	−	■	+	
19	+	14	+	1	×		−		29
−	■	+	■	+	■	−	■	−	
9	−		+		+		×	25	52

| 90 | 154 | −17 | −3 | 72 |

539.)

	+	18	+		−	17	+	11	46
−	■	+	■	+	■	−	■	+	
	×	12	+		+		+		156
+	■	−	■	+	■	−	■	×	
	+	15	×		−	8	+		31
−	■	×	■	−	■	−	■	−	
	×	7	−	6	−		−		91
−	■	−	■	+	■	−	■	−	
24	+	21	+		−		+		39

| −39 | −96 | 40 | −49 | 76 |

Hard

540.)

	+	17	+	20	−	32	+		×		878
+	■	×	■	×	■	+	■	+	■	+	
	÷	5	−	23	−		−		÷	4	−31
×	■	+	■	−	■	−	■	−	■	+	
12	÷		+		−		+		×		28
−	■	−	■	+	■	−	■	−	■	×	
	−		+	34	−	13	+	22	−	3	31
−	■	+	■	−	■	−	■	−	■	+	
10	×	11	+	21	+	29	+		−	35	158
−	■	−	■	−	■	+	■	−	■	+	
30	−		×	24	÷	8	+		+	16	−13
287		54		434		−3		−20		128	

For Smart Seniors

541.)

	+	7	+	45	+	50	×	56	+	30	−		+		2894
−		×		×		+		+		×		×		×	
	×		−	29	−		−		−		+		−		1091
−		+		+		×		+		−		−		+	
51	−		−		−	52	÷		+		+		+		1
−		−		+		+		−		−		−		−	
	−	18	+		+	53	−	34	+		+	60	+	62	197
−		+		+		−		−		−		+		+	
	+		+	5	×	8	−		+		−		+		96
+		+		−		+		+		+		−		−	
	×		+		+		−		+		−		−	43	1531
−		÷		+		+		×		+		−		−	
	−		+		×		−	46	−		−		−		614
+		+		−		+		+		−		−		÷	
	−		+	59	−		+	54	−		+	57	−		116
−57		355		1294		228		1128		686		2348		1423	

103

Solutions

Math Squares

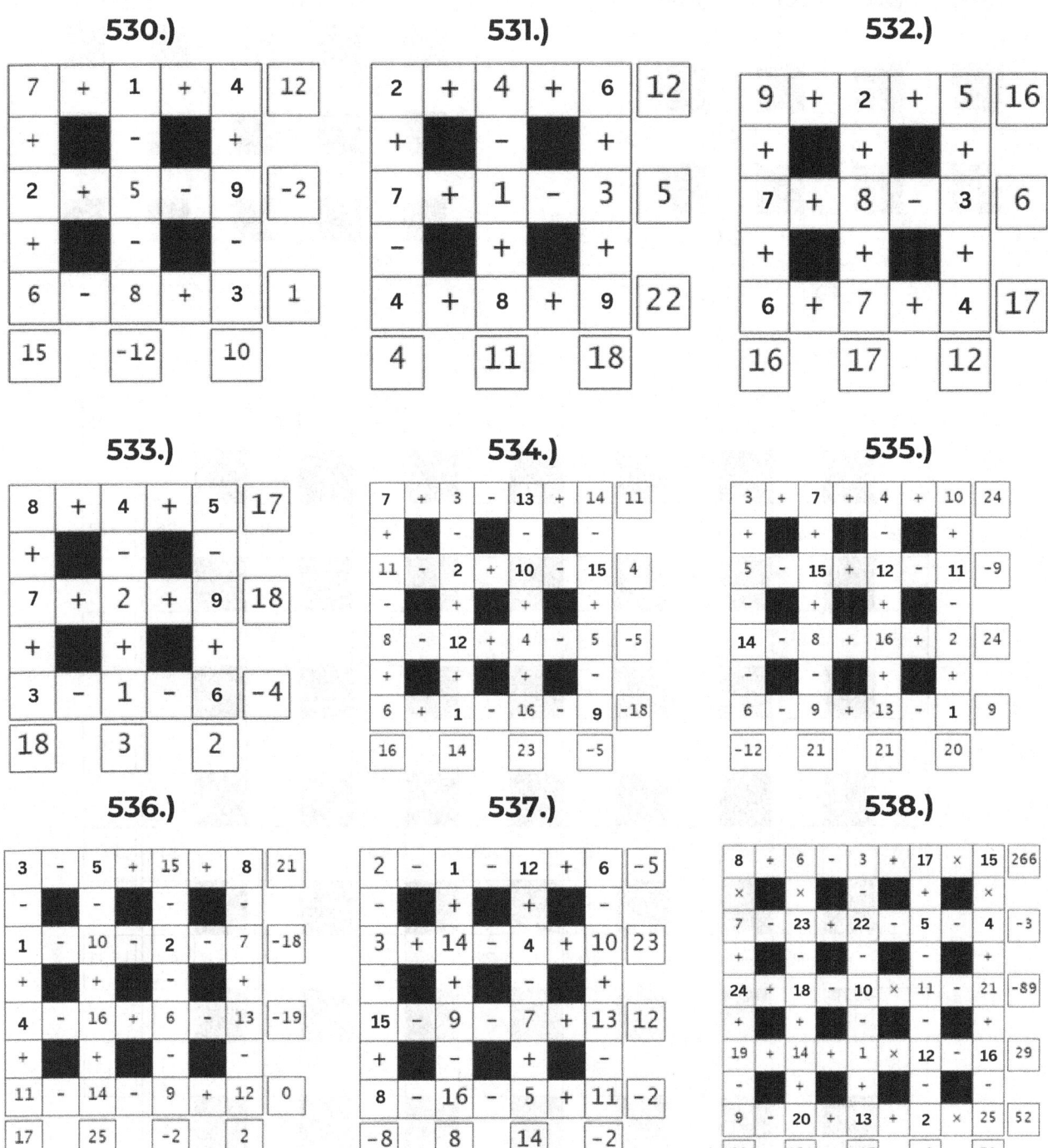

539.)

9	+	18	+	25	−	17	+	11	46
−		+		+		−		+	
10	×	12	+	3	+	13	+	20	156
+		−		+		−		×	
5	+	15	×	2	−	8	+	4	31
−		×		−		−		−	
19	×	7	−	6	−	22	−	14	91
−		−		+		−		−	
24	+	21	+	16	−	23	+	1	39
−39		−96		40		−49		76	

540.)

36	+	17	+	20	−	32	+	27	×	31	878
+		×		×		+		+		+	
25	÷	5	−	23	−	6	−	28	÷	4	−31
×		+		−		−		−		+	
12	÷	2	+	15	−	7	+	1	×	14	28
−		−		+		−		−		×	
9	−	18	+	34	−	13	+	22	−	3	31
−		+		−		+		−		+	
10	×	11	+	21	+	29	+	33	−	35	158
−		−		−		+		−		+	
30	−	26	×	24	÷	8	+	19	+	16	−13
287		54		434		−3		−20		128	

541.)

17	+	7	+	45	+	50	×	56	+	30	−	63	+	58	2894
−		×		×		+		+		×		×		×	
32	×	32	−	29	−	1	−	55	−	23	+	41	−	26	1091
−		+		+		×		+		−		−		+	
51	−	14	−	38	−	52	÷	13	+	3	+	21	+	12	1
−		−		+		+		−		−		−		−	
9	−	18	+	49	+	53	−	34	+	16	+	60	+	62	197
−		+		+		−		−		−		+		+	
15	+	31	+	5	×	8	+	28	+	35	−	11	+	14	96
+		+		−		+		+		+		−		−	
42	×	36	+	64	+	40	−	22	+	27	−	47	−	43	1531
−		÷		+		+		×		+		−		−	
19	−	6	+	20	×	39	−	46	−	48	−	61	−	24	614
+		+		−		+		+		−		−		÷	
10	−	33	+	59	−	2	+	54	−	25	+	57	−	4	116
−57		355		1294		228		1128		686		2348		1423	

105

Made in the USA
Coppell, TX
05 December 2024

41235942R10063